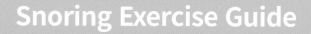

Snoring Exercise Guide

슬 기 로 운

코 골 이

재활운동

수면무호흡과 코골이의
진단부터 치료까지

지은이 **박정욱**

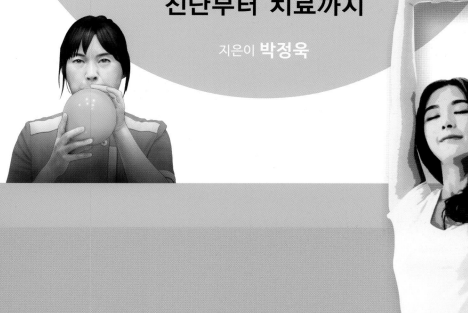

슬기로운 코골이 재활운동

수면무호흡과 코골이의 진단부터 치료까지

첫째판 1쇄 인쇄 | 2022년 4월 21일
첫째판 1쇄 발행 | 2022년 4월 29일

지 은 이 박정욱
발 행 인 장주연
출 판 기 획 최준호
책 임 편 집 이다영
편집디자인 최정미
표지디자인 김재욱
일 러 스 트 김경열
제 작 담 당 이순호
발 행 처 군자출판사(주)
　　　　　등록 제4-139호(1991. 6. 24)
　　　　　본사 (10881) **파주출판단지** 경기도 파주시 회동길 338(서패동 474-1)
　　　　　전화 (031) 943-1888　　팩스 (031) 955-9545
　　　　　홈페이지 | www.koonja.co.kr

ISBN　979-11-5955-876-4
정가　28,000원

저자 **박정욱**

탑팀재활의학과 대표원장

저자는 재활의학과 전공의 시절에 떠오른 논문과 특허 아이디어를 실현하려 노력하다가 연구의 재미에 흠뻑 빠지게 된다. 전문의를 취득한 후 이를 업그레이드하려 고민하던 중 의전원 전임교수로 특채되는 행운을 얻는다. 하지만 자신의 이상과 학교의 현실 사이에서 꽤 오랜 시간 괴로워하다가 주변의 만류에도 불구하고 미련 없이 학교를 박차고 나온다. 지금은 재활의학과 의원을 개원하여 챔버 오케스트라 같은 작지만 견실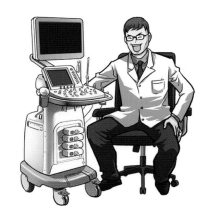한 의원을 운영하고 있다. 개원 이후에도 연구에 대한 미련을 버리지 못하고 논문과 방송, 칼럼, 유튜브 출연 등으로 꾸준히 재활의학과 관련된 활동을 이어가고 있다. 다른 분야의 관심도 많아 누가 시키지도 않은 그림을 그리고 웹툰 시나리오를 끄적거리는 등 지나친 오지랖으로 아내의 견제에 늘 시달리며 살아가고 있다고 한다.

목 차

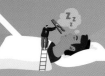

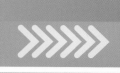

성인 수면무호흡 및 코골이의 이해

'수면무호흡'과 '코골이'는 일반적으로 잘 구분되는 현상이 아니다. 그리고 대부분은 '코골이'에 대해 일반적으로 더 많이 말하고 관심을 갖고 있다. 하지만 의학적으로 의미가 있는 것은 '코골이'가 아닌 '수면무호흡'이다. '코골이'는 단지 '소리(Sound)'를 의미한다. 즉, 기도를 구성하는 구조물들(Airway structure)이 진동하며 발생하는 소리를 뜻한다. 더 쉬운 설명으로는 기도로 공기가 지나갈 때 공기의 흐름이 목젖같은 비강과 구강 뒤에 존재하는 연부조직들이 떨리면서 발생하는 소리인 셈이다.

동영상 QR코드

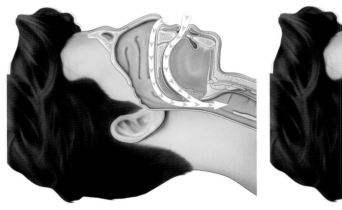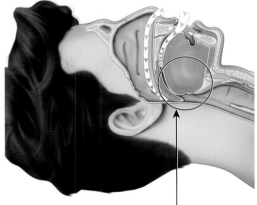

▲ 기도가 열려있고 공기가 폐로 자유롭게 흐르는 상태(좌측 그림), 기도가 무너져 있고 공기가 폐로 흘러가지 못하는 상태(우측 그림)

반면에 수면 무호흡은 코를 골다가 갑자기 '컥'하고 숨이 멈추는 '상태'를 말한다. 이 두가지는 각각 '소리'와 '상태'를 나타내는 말로 서로 다르다. 하지만 때로 코골이가 발전하여 수면무호흡이 되기도 한다. 또한 수면무호흡은 심각한 질환으로 단순 코콜이와는 구별해서 접근하고 이해해야만 한다.

수면 중에 10초 이상 숨을 쉬지 않거나 호흡량이 90% 이상 감소하는 경우를 무호흡이라고 하며 30% 이상 감소하면 저호흡이라고 정의한다. 이러한 증상이 1시간에 5번 이상 발생하여 연관 증상이 있으면 수면무호흡증으로 진단된다. 하지만 이러한 무호흡 증상이 시간당 15번 이상 발생하면 연관 증상과 무관하게 수면무호흡증을 진단할 수 있다.

상기도 폐쇄성 수면 무호흡의 구조와 원인

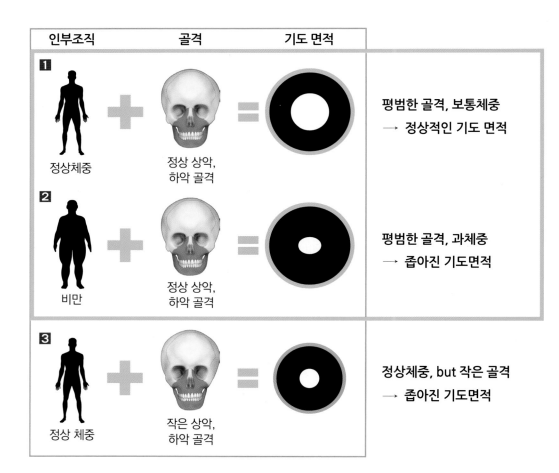

그림에서 **1번**과 **2번**의 모델은 기본적인 골격의 크기는 같다. 하지만 정상체중의 **1번**과 달리 비만하거나 과체중은 **2번**은 연부조직이 기도를 좁혀서 기도면적이 줄어든다. 그래서 **2번** 모델의 사람들이 체중을 감량하면 연부조직이 줄어들면서 1번 모델로 변하면서 상당한 기도면적 확보를 이루며 좋은 치료효과를 보일 수 있다.

반면에 3번 모델은 정상체중이다. 하지만 골격 자체가 작아서 연부조직이 많지 않음에도 불구하고 결과적으로 좁은 기도면적을 가진다. 이를 테면 턱이 무척 작은 분들이 바로 이러한 3번 모델에 해당한다.

상기도 재활운동(코골이 치료운동)의 필요성

그렇다면 우리가 왜 이런 수면무호흡을 꼭 치료해야만 하는 것일까? 코를 좀 골면 어떤가? 그냥 놔두어도 되지 않을까? 코골이나 수면무호흡을 의사들이 당장 치료해야 한다고 강조하면 일반인들은 잘 납득하지 못하는 경우가 많다. 당장 큰 위험이나 건강의 위기의식이 생기지 않아 이런 권고가 마음에 와 닿지 않기 때문일 테다. 실제로 의학적으로도 코골이나 수면 무호흡을 질환이라고 인식하기 시작한지도 30~40년 밖에 되지 않는다. 게다가 우리나라에서 수면무호흡이나 코골이에 대해서 의료보험혜택이 시작된 것은 2018년 하반기부터이다. 실제로 적극적인 치료의 역사도 상대적으로 짧은 편이다.

그래서 코골이에 대한 인식은 '시끄럽고 창피한 일' 정도에 머물러 있다. 하지만 지속적인 연구를 통해 이런 코골이로 인한 수면무호흡은 단순한 문제가 아니다는 점이 속속 밝혀지고 있다. 더 정밀한 연구들을 통해 수면무호흡을 가지고 있는 분들이 수면무호흡이 없는 사람에 비해 월등하게 심장마비가 많이 발생한다는 것이 입증되었다. 나아가 이런 분들이 혈압과 당뇨가 조절이 잘 안되다는 점도 속속 밝혀졌다. 특히 연세가 많으신 분들은 수면 중 산소부족으로 인한 치매가 빨리 온다는 충격적 사실이 보고되었다. 그래서 실제로 수면무호흡이 있는 분들에게 뇌저산소증이 어느 정도 발생하는지 실감나게 설명해보려 한다.

우리가 잠을 잘 때 코를 골면 '산소포화도'라는 수치가 떨어진다. 우리 신체는 숨을 쉴 때 산소포화도가 거의 100%가 되어야 하는데, 수면 중에 숨이 멈추면 산소가 공급이 부족해 산소포화도가 심지어 70% 수준까지 떨어지기도 한다. 이는 굉장히 낮은 수치로 병원 응급실에서 환자의 산소포화도가 70%정도되면 심폐소생술(CPR: Cardiopulmonary resuscitation)을 시작할 정도로 아주 위험하고 낮은 수치이다. 그런데 일상생활에서 잠을 잘 때 마다 매일 이 정도로 산소포화도가 떨어진 상태를 겪게 되는 것이다. 이렇게 만성적으로 뇌에 산소가 부족한 상태가 지속되게 된다. 신체 각 조직에 산소가 부족하니 심장은 이를 보상하기 위해 무리해서 혈액을 쥐어짜서 나르게 되고 이로 인해 혈압 또한 높아지게 된다.이렇게 심장과 뇌 그리고 온갖 장기에 산소가 공급되지 않으면서 심근경색이나 협심증 같은 순환기계 증상이 발생한다.

게다가 이런 저산소증은 당뇨 발생을 높이고 녹내장(안압이 높아지는 병)도 유발하게 된다고 밝혀졌다.

어느 연구결과에 따르면 남성들의 경우 발기부전 같은 비뇨기과적인 부분에까지 문제가 발생한다고 보고하고 있다. 게다가 수면무호흡증이 지속되면 특히 뇌의 경우 만성적 저산소증에 의해 치매나 지능저하까지 유발 될 수 있는 아주 심각한 질환임을 꼭 인식해야 한다.

성인 수면무호흡 및 코골이의 치료법

　이제 코골이와 수면무호흡을 치료해야만 하는 당위성에 대해서 독자들에게 충분히 설명했다고 본다. 그렇다면 이에 대해 어떤 치료법이 있는지 하나씩 자세히 알아볼 작정이다. 우선 단순 코골이가 아닌 수면무호흡 치료에 대한 주치료와 보조치료를 설명하려 한다.

　보조 치료법은 아래에 다시 소개하겠지만 첫째는 '옆으로 수면하기'이다. 특히 혀뿌리 부위가 좁아지는 분들은 옆으로 자는 자세만으로도 많은 호전을 보일 수 있다. 하지만 일부에서 도움이 되지 않는 경우도 있는데 바로 구인두 부위가 막히는 분들은 크게 효과를 보지 못할 수 도 있다. 두번째는 바로 체중감량이다. 체중을 줄이면 기도를 막고 있던 연부조직이 줄어들면서 기도면적이 효과적으로 확보되어 수면무호흡이나 코골이가 줄어들 수 있다. 마지막으로는 바로 이 책의 주제인 상기도 재활운동이다. 하지만 상기도 재활운동은 단순히 보조적 치료법이 아니라 주치료법 어느 것을 시행하더라도 무조건 같이 시행해야 하는 필수적 치료법이라는 점을 명심해야 한다. 이 운동의 중요성과 방법에 대해서는 자세히 다른 챕터에 소개할 예정이다.

　위에서 언급한 옆으로 수면하기, 체중감량, 상기도 재활운동치료라는 세가지 보조 치료법을 시행해도 큰 효과를 보지 못하고 병행해야 할 주치료법은 아래와 같다.

　첫번째 주치료법은 2018년 하반기부터 의료보험적용이 된 '지속적 양압호흡기' (C-PAP: Continuous positive airway pressure)이다. '양압호흡기'라는 것은 수면 중에 산소마스크 비슷한 인공호흡기를 착용하고 수면을 취하도록 고안된 호흡기이다. 이는 들숨에 공기를 밀어 넣어주면서 막혀있던 기도를 뚫어주며 이 공간의 좁아지지 않게 하는 역할을 하게 된다.

두번째는 '구강내장치(Oral appliance)'이다. 수면 중에 아래턱을 앞으로 당겨 혀뿌리(혀 뒷 부분)쪽의 기도 공간이 열리게 해주는 마치 치아보호대(Mouthpiece)같이 생긴 장치이다. 이 또한 물리적으로 턱을 앞으로 이동시켜 기도가 무너지지 않고 공간이 확보되도록 돕는 장치이다.

마지막으로는 수술적 치료법이다. 예전에는 코를 골면 목젖을 제거하는 수술을 많이 했는데, 실제로 후에 충분히 연구를 지속하여 보니 목젖만이 공기의 흐름을 막는 것이 아니라는 점이 밝혀졌다. 특히 인두, 후두, 혀뿌리, 후두 덮개 등 상당히 많은 연부조직 부위가 코골이나 수면무호흡에 관여하고 있다는 것이 확인되었다. 그래서 요즘은 이를 정확히 평가해서 수술적으로 제거하여 기도가 지나는 공간을 확보하는 치료를 시행하고 있으며 이전 처럼 단순히 목젖 만을 타겟으로 하여 수술하고 있지는 않다.

다시 정리하자면 공기를 밀어 넣어주는 양압호흡기(C-PAP), 구강내장치(Sleep Apnea Oral Appliance), 수술적 치료 총 세 가지가 주된 수면무호흡의 치료법이다. 이제 아래에서 이 세 가지 치료법들의 가능성과 한계에 대해서 각각 더 자세한 설명을 더할 것이다.

지속적 양압호흡기

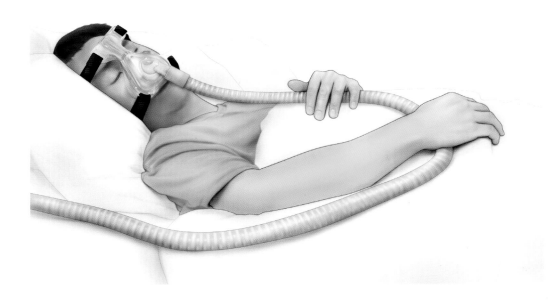

먼저 '지속적 양압호흡기' (C-PAP: Continuous positive airway pressure)는 수면무호흡의 우선적 치료법이며 가장 주된 치료방법이다. 실제로 미국의 내과의학회에서는 '양압기로 수면무호흡을 치료하지 못할 사람은 거의 없다'라고 주장하고 있을 정도이다. 나아가 양압기로 치료가 안되는 경우는 의사가 충분히 환자를 설득하지 못해서라고 주장하기까지 한다.

하지만 양압기를 적용할 수 있는 환자군은 이론적으로는 80%에 육박하지만 실제로 지속적으로 양압기를 성공하고 유지하는 사람은 현실적으로 50%에도 미치지 못하며 약 30%에 불과하며 5년 이상 유지하는 경우가 정말 적다는 최신 보고가 있다.

그 이유는 수면 중에 마스크를 쓰고 수면을 취하는 것이 상당히 불편하고 어려운 일이기 때문이다. 그것도 소규모 마스크가 아니라 산소통과 압력장치까지 연결되어 있어 기계 소음에 익숙해져야 한다. 또 수면 중에 마스크를 얼굴에 밀봉(sealing)하는 과정에서 불편감을 감내해야 하기 때문이다.

수면무호흡 방지 구강내장치의 종류

● Tongue retaining device: 혀를 당겨 허뿌리를 들어올리는 장치

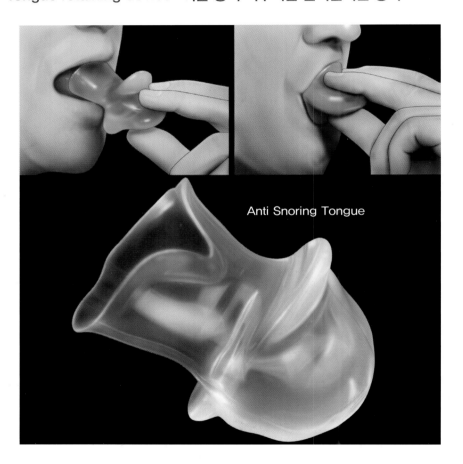

Anti Snoring Tongue

● MAD(Mandibular Advancement Device): 아래턱을 당겨주는 장치

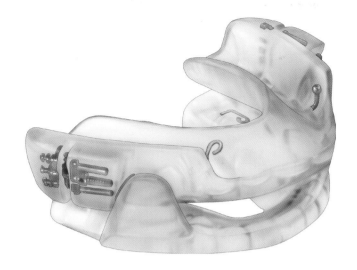

● Palatal lifter: 목젖과 혀뿌리를 직접 분리시키는 장치

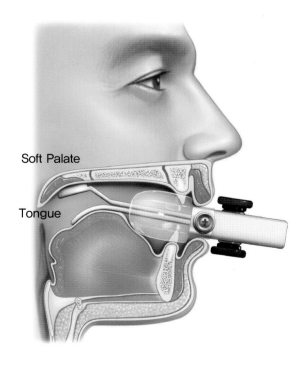

Soft Palate

Tongue

이렇게 세가지 종류의 구강내장치(oral appliance for sleep apnea)가 있지만 실제로는 아래턱을 당겨주는 장치인 구강내 기도확장기(MAD: Mandibular Advancement Device)가 주로 사용되며 나머지 두 가지 장치는 거의 사용되지 않고 있다. 이 구강내 기도확장기도 하나의 블록으로 구성된 장치과 두개의 블록으로 이루어진 장치가 있는데 그림처럼 두개의 블록으로 이루어진 장치가 더 많이 사용된다.

그렇다면 **MAD**로 대표되는 구강내장치는 양압호흡기와 비교했을 때 어떤 장단점이 있을까? 우선 구강내장치는 양압호흡기 보다는 착용이 조금 덜 불편하다. 하지만 구강내장치는 수면무호흡이 아주 심한 사람은 적용이 불가능하다. 구강내장치는 단지 혀뿌리(혀 뒷부분)이 막히거나 이것과 관련된 조직이 막히는 경우에 한해서만 사용할 수 있기 때문이다. 이 구강내장치는 턱을 앞으로 당겨주는 것이기 때문에 적용이 될 수 있는 사람은 연구로는 전체 환자군의 약 **30%**(Petri 2008)~**80%**(Mehta 2001)로 보고되었으나 실제로는 **30~40%** 정도만 성공되는 것으로 판단된다.

구강내 장치가 도움이 되는 경우

- 낮은 비만도
- 젊은 나이
- 여성
- 수면 무호흡이 적은 경우
- 옆으로 자면 수면 무호흡이 호전되는 경우

구강내장치의 적용이 가능한 경우

- 환자가 양압기보다 구강내장치를 선호하는 경우
- 심하지 않은 경도 또는 중등도의 수면무호흡 환자
- 양압기의 대상이 아니거나 치료에 실패한 경우
- 체중감량이나 수면 자세 변경과 같은 행동치료요법 대상이 아닌 단순 코골이 환자

구강내장치는 위와 같은 경우에 적용하며 이 장치를 사용하면서도 자세치료나 수술과 병행하여 사용하면 큰 도움을 얻을 수 있다. 하지만 이 장치는 입에 장착하고 수면을 취해야 하므로 상당히 불편하다. 또 장시간 구강내 착용으로 인하여 구강 궤양을 일으키는 단점이 있다.

구강내장치는 양압기와 달리 보험급여적용이 되지 않기 때문에 전액 본인 부담으로 치료해야 하는 비용적 단점이 있다. 구체적으로는 비용이 150만원 정도의 비용이 들며 실손보험에서도 지원을 받기 힘든 것으로 알려져 있다.

수술적 치료법

그러면 마지막으로 수술적 치료법에 대해 알아보자. 예전에는 목젖이 코골이를 일으키는 주요 원인으로 생각하고 곽청술(목젖 주변을 전부 제거하는 수술법, 목젖 입천장 인두 절제술: **UPPP, UP3, Uvulopalatopharyngoplasty**)을 많이 시행했다.

Tonsllleectomy and
Uvulopalatopharyngoplasty

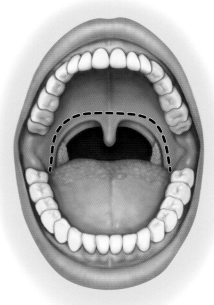

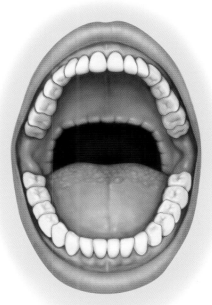

BEFORE

AFTER

그러나 이러한 적극적인 수술에도 불구하고 이러한 곽청술을 통한 치료 성공률은 약 **30~50%** 수준에 불과했으며 재발을 경험하는 경우도 많았다. 게다가 낮시간의 졸음에도 큰 차이가 없다는 결과가 보고된다. 게다가 이러한 곽청술을 받은 환자에게서 삼킴장애, 감각장애, 목소리 변화 등의 지속적인 부작용이 발생한다고 발표한다.

그런데 실제로 코를 고는 사람들을 조사를 계속해보았더니 목젖, 편도, 혀뿌리에 문제가 있는 경우가 모두 존재했다. 게다가 한군데만 떠는 것이 아니라 여러 부위가 동시에 떨리는 사람들의 비율도 **50%**가 넘는다는 점을 파악하게 되었다. 때문에 문제가 되는 부분만 수술을 선택적으로 해주어야 한다는 이슈가 발생했다. 그래서 이제는 문제를 일으키는 연부조직을 정확히 평가해서 선택적인 제거술을 시행하고 있다. 그래서 이전 같이 일괄적인 곽청술은 시행하지 않고 있다.

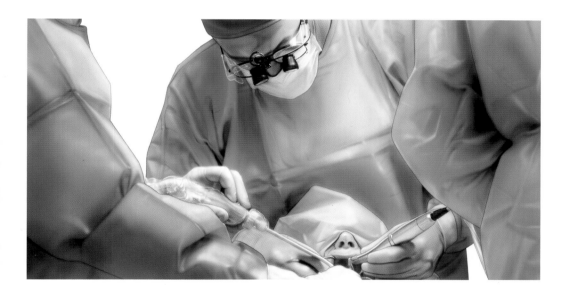

설상가상으로 그 중에 특정 패턴들은 수술에 또 효과가 없기도 하다. 그래서 이런 것들을 고려해 잘 선택해서 수술적치료를 했을 때 결과적으로 성공확률은 약 **30%** 정도가 된다고 알려져 있다.

곽청술은 **80년대** 말부터 **90년대** 초까지 많이 해왔던 수술로 성공확률도 저조할 뿐 아니라 재발률도 **50%**를 상회했던 것이 사실이었다. 그래서 **90년대** 들어서 미국의 내과계열 교수들이 이 수술법을 근거로 이비인후과 의사들을 궁지에 몰며 비판해왔다. 요지는 수술 결과를 열어보니 재발도 많고 효과도 적은 것 같으며, 수술을 시행한 환자들은 불편하고 침도 잘 안 삼켜진다고 불평한다는 것이었다. 반면에 내과계열에서 강조하는 양압호흡기는 이 모든 부작용을 다 해결해줄 수 있는 치료법이라고 주장했다. 이러한 이유로 수면무호흡 치료의 대세가 수술적 치료에서 양압기로 옮겨가게 된다. 하지만 현재 의학의 흐름은 양압기 치료를 시행해 보았지만 이에 실패한 사람들이 수술적 치료를 다시 시도하는 쪽으로 흐름이 바뀌는 측면도 있다.

그래서 최신 수술법들의 경향은 전부다 제거하고 보는 곽청술이 아니라, 주변의 점막이나 정상조직들은 되도록 보존하고 인두측벽 쪽을 선택적으로 제거하는 수술인 조임근 인두 확장 성형술 **(ESP: Expansion sphincter pharyngoplasty)**을 주로 시행하고 있다. 게다가 최근에는 절제 자체를 최소화하며 연부조직을 잡아당겨 물리적 공간을 확장하는 방법의 수술도 동원되고 있다.

나아가 현재는 얼굴 피부의 탄력을 제공하는 성형법으로 사용되던 실**(lifting thread)**을 이용하여 목젖 주변 연조직을 당겨주는 시술적 방법까지 치료방법으로 동원되고 있다. 실로 당겨진 연조직들은 섬유화가 일어나면서 조직이 단단해지면서 기도가 확장되는 효과를 보는 것이다.

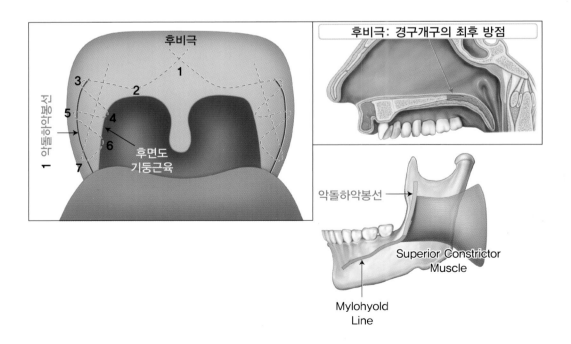

이 외에도 비만으로 인한 기도폐색을 막기위한 위수술이 있다. 이를 베리아트릭 수술(Bariat-ric Surgery)이라 부른다. 베리아트릭 이란 말을 비만을 뜻하는 바로스(Baros)와 치료를 뜻하는 이아트리케(iatrike)의 합성어다. 즉 위장축소술과 위장절제술 위장우회술 등 비만억제와 체중 감량을 위한 수술을 의미한다.

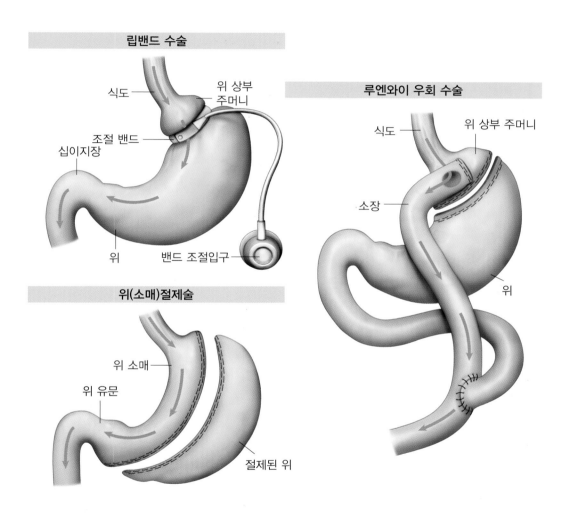

베리아트릭 수술 중 가장 오랜 역사를 가지고 많이 시행되는 수술은 루엔와이 수술이다. 또한 랩밴드 수술은 2001년 FDA 승인 이후 시술 횟수가 늘었다가 최근에는 합병증 등이 늘어나며 그 시행 횟수가 줄어들고 있다.

마지막 위(소매)절제술은 가장 최근에 개발된 방법으로 상기 두 가지 수술의 단점을 보완한 방법이다. 이 수술은 내시경의 일종인 복강경을 이용해 위의 볼륨을 줄일 수 있다. 수술 또한 위험하지 않으며 체중 감량의 성적도 좋다.

이러한 베리아트릭 수술도 선택지가 될 수 있지만, 반드시 식생활 습관을 개선하고 운동을 시행해야만 이 수술을 통한 효과 유지를 기대할 수 있다.

마지막으로 최근에 미국을 중심으로 설하신경을 미세한 전기자극으로 혀 근육 긴장도를 유지시키는 설하신경자극술도 개발됐다. 쉽게 설명하면 흉부에 삽입된 기계가 무호흡을 감지하여 혀 밑의 신경을 자극하여 기도의 폐색을 막는 혁신적인 방법이다. 하지만 국내에서는 아직 도입이 되지 않았을 뿐 아니라 수술 비용 또한 막대한 것으로 알려져 있다.

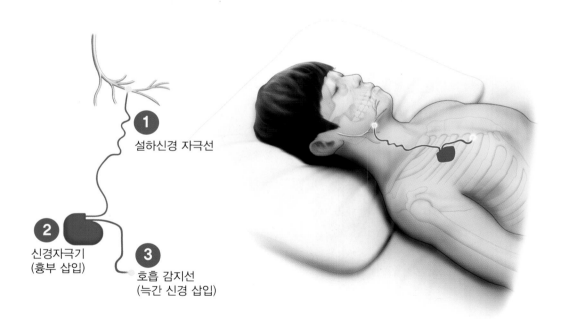

1 설하신경 자극선

2 신경자극기
(흉부 삽입)

3 호흡 감지선
(늑간 신경 삽입)

세 가지 치료법의 차이점과 한계

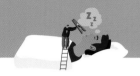

공교롭게도 양압기에 잘 반응하는 분과 수술적 치료에 잘 맞는 분들의 환자 군은 대부분 서로 다른 측면이 있다. 그래서 요즘은 치료 전 평가가 더 정교해지고 있다. 또 이전과는 다르게 상당히 수술법이 진일보해 이전보다 수술 후 성적도 많이 향상되었다. 하지만 예전 수술적 치료법의 겨우 시행을 해도 **50%**이상이 재발한다는 말은 틀린 언급이라고 보기 어렵다.

앞에서 수면무호흡의 비수술적 치료로 제시된 것은 양압호흡기와 구강내장치 이 두 가지이다. 또 다른 점은 구강내장치는 적용이 필요한 특정 군이 따로 존재한다. 반면에 양압호흡기는 거의 모든 사람들에게 적용해 볼 수 있는 장점이 있다. 하지만 양압호흡기는 적응과 유지가 쉽지 않다는 점이 한계점이다.

최근 미국에서 시행한 대단위연구에서 양압호흡기의 부정적결과가 나온 부분이 있는 것도 사실이다. 이는 조금 예민한 이슈이긴 하지만 그렇다고 해서 우리가 양압호흡기의 효과가 없다고 말하기는 어렵다. 그 이유는 어떤 의료기의 치료효과를 단정하려면 의학계에서는 무작위 대조군 연구(RCT: randomized controlled trial)를 해야만 한다고 합의되어 있다. 무작위 대조군 연구(RCT)는 새로운 치료법의 효과를 테스트 할 때 특정 편견의 근원을 줄이는 것을 목표로 하는 일종의 과학적 실험방법이다. 이는 피험자를 대상을 둘 이상의 그룹에 무작위로 할당하고 다르게 치료 한 다음 측정 된 반응과 관련하여 비교함으로써 달성하는 연구 방법이다. 그런데 이번에 시행한 대단위 양압호흡기 연구는 무작위 대조군 연구가 아니어서 정확히 이를 인용하거나 결과를 신뢰하기 어렵다는 문제제기가 있다.

그럼에도 불구하고 기존에 우리가 양압기만 쓰면 모두 해결될 거라고 생각했던 문제들이 전부 한번에 해결되지 않은 것도 사실이다. 특히, 양압호흡기의 연구결과 중 부정적 연구결과를 낸 개념 중에 하나가 재관류 손상이라는 것이다. 재관류 손상(reperfusion injury)라는 것이 일반인들이 이해하기 좀 힘든 내용이다. 이를 좀 쉽게 설명하면 다음과 같다.

예를 들어 COVID-19 발생 이전에 잘 운영이 되는 식당이 있었다고 가정하자. 직원도 여러 명 있었고 바쁘게 운영되는 식당이었다. 그런데 COVID-19로 인해 손님이 확 줄어 더 이상은 여러 직원들의 월급도 감당하기 힘든 상황이 되었다. 그래서 사장은 직원도 줄이고 본인이 많은 일을 감당하며 겨우 줄어든 손님에 적응하고 있었다. 당연히 들여오는 식재료도 줄이고 줄어든 손님의 상태에 맞게 식당을 긴축하여 운영하고 있었다. 그런데 어느 날 갑자기 예고 없이 COVID-19상 태가 호전되면서 예전 수준으로 손님들이 식당에 들이 닥치면 어떤 일이 발생하게 될까? 아마도 준비가 덜된 식재료와 직원 수 부족으로 큰 어려움을 겪게 될 것이다. 바로 이런 상태를 재관류 손상(reperfusion injury)으로 이해 하면 된다. 즉, 수면무호흡이 있으면 뇌와 전신의 장기로 산소가 덜 가는 상태에서 갑자기 산소가 많이 투입되면 활성산소(생물체내에서 생성되는 산소의 화합물로 생체 조직을 공격하고 세포를 손상시키는 산화력이 강한 산소)의 비율도 높아져 특히 조직에 해를 입히는 부정적인 결과가 발생하는 것이다.

수면무호흡이 지속되면서 신체 그 중에서 뇌는 혈류의 적은 산소에 적응하며 대사를 줄이고 있었는데 양압호흡기로 인해 고농도의 산소와 함께 활성산소가 쏟아져 다시 들어오면서 뇌가 손상을 입는 것을 재관류 손상이라고 이해하면 된다. 즉, 양압호흡기라는 혁신적인 치료법에도 이러한 예측하지 못했던 문제가 있다는 것을 연구자들이 새로 파악했다는 정도로 정리할 수 있겠다.

각 치료법의 비교와 비용

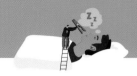

양압호흡기와 구강내장치 이 2가지는 실제로 착용하는 장비이기 때문에 비용이나 보험혜택은 어떤지 살펴보자. 양압호흡기는 약 2018년 하반기부터 건강보험 적용이 되었다. 양압호흡기를 직접 구입하면 약 3백만원 정도 한다. 그런데 건강보험 적용을 받게 되면 환자들이 1달에 2만원 정도만 부담하면 된다. 게다가 이 자체도 치료목적이기 때문에 개인 실손형 의료보험에서 인정을 해주는 상황이다. 실제로 이 정도 가격이라면 실손보험과 상관없이도 상당한 혜택을 볼 수 있는 것이라고 판단된다.

반면에 양압기를 적용하지 못하고 반드시 구강내장치를 시행해야하는 환자군은 독립적으로 존재한다. 이를 테면 '후두 덮개' 등에 문제가 있는 분들은 또 구강내장치를 꼭 시행해야한다. 그런데 안타깝게도 이러한 경우 현재 구강내장치 적용에 대한 건강보험혜택은 전혀 없다. 구강내장치는 비용이 저렴한 것은 약 100만원, 좋은 것들은 150~180만원 정도의 가격을 가지고 있다. 그런데 건강보험은 물론 실손보험 모두에서 혜택을 볼 수 없는 형편이다.

양압호흡기와 구강내장치 이 두 가지 치료법은 서로 다른 환자군이며 치료법도 다른데 비용도 큰 차이를 보이고 있다. 수면무호흡이 있는 환우의 경우에는 이런 정보를 모두 면밀히 파악하고 치료법을 선택해야 할 필요가 있어 보인다.

그러면 3가지 치료법 중에 마지막인 이비인후과 수술적 치료법에 대해서도 설명하려 한다. 우선 수술적 치료의 장점을 알아보자. 만약에 수면무호흡 증상이 100정도(숫자가 클수록 증상이 심함) 있던 사람이 양압호흡기를 사용해 치료를 하면 증상이 100에서 5정도까지 떨어질 정도로 엄청나게 증상이 줄어든다. 양압호흡기는 이렇듯 증상이 90%이상 줄어들 정도로 좋은 치료효과를 보인다.

그런데 만약 수술적 치료를 하면 수면무호흡 증상이 100정도 있던 사람이 증상이 30정도까지만 떨어져도 수술적 치료를 한 경우에는 엄청 호전되었다고 판단한다. 이렇게만 보면 양압호흡기로 95만큼 증상이 감소한 사람이 수술로 70만큼 증상이 감소한 사람보다 훨씬 좋아진 것처럼 보인다. 하지만 양압호흡기는 하루 저녁 8시간 수면을 취할 때 4시간 이상 적용하는 것도 쉽지 않다. 그러니까 4시간은 5정도의 증상으로 완벽하게 잔다고 해도 나머지 4시간은 100정도의 증상을 그대로 가지고 수면을 취할 수 밖에 없다.

반면에 수술적치료는 완전히 낫지 않고 30정도는 증상이 남아있지만 잠을 자는 8시간 내내 30정도의 증상만 가지고 70의 치료효과를 유지한 채 잘 수 있다는 장점이 있다. 그래서 정확히 산술적으로 계량하기는 힘들지만 수술적 치료를 시행하고 있는 이비인후과 입장에서는 수술은 수면무호흡을 보다 더 지속적으로 호전시키는 효과가 있다고 주장한다. 실제로 양압호흡기의 경우에는 환자들이 이 호흡기를 계속 유지하는 경우가 결국에는 10%대에 불과하다는 논문도 있는 것이 사실이다. 그래서 수술적 치료도 잘 선택을 하면 지속적인 수면무호흡 치료법의 선택지가 분명될 수 있다고 보여진다.

그래서 양압호흡기, 구강내장치, 수술적 치료법 이렇게 3가지를 충분히 고민하고 담당의와 상담해서 본인에게 꼭 맞는 치료법을 잘 선택해야 할 것이다. 하지만 항상 비수술치료로 시작해서 이에 실패한 경우 수술적 치료법으로 전환하는 것이 대전제가 되어야 한다는 점은 늘 염두하여야만 할 것이다.

마지막으로 위의 여러가지 치료법을 각 환자 개인의 특성을 정확히 진단하고 그 특징에 따라 맞춤치료를 잘 정하는 것이 중요하다. 다수에게 적용하는 방법이 소수에게는 전혀 적용이 되지 않을 수 있기 때문이다. 그래서 이 분야의 경험이 많은 전문가를 통해 정확한 검사와 데이터를 바탕으로 치료방법을 잘 상의해 결정하기를 권한다.

상기도 재활운동치료의 필요와 적용

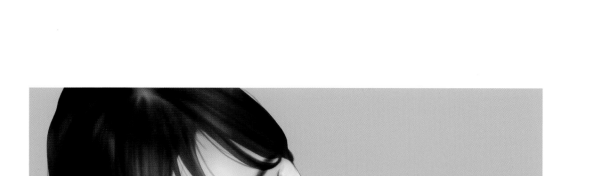

　자, 이제 이 책의 주제이기도 하며 사실은 지금은 조연 역할을 해오고 있지만 앞으로는 수면 무호흡치료의 주연 역할을 하게 될 '상기도 재활운동치료'에 대해 알아보자. 그렇다면 상기도 재활운동치료는 어떤 치료이고 어떤 사람에게 필요한 것일까? 실제로 수면무호흡을 치료하는 의료진 모두가 환자들 모두에게 꼭 강조하는 두 가지 조언이 있다. 첫째는 체중 조절이며 나머지 하나는 상기도 재활운동치료이다. 이 두 가지는 가리지 않고 수면무호흡을 겪는 모든 사람에게 적용이 되어야 하는 필수적이고 공통적인 치료법이다. 수술적 치료법을 시행 중인 분이나 양압기나 구강내장치 같은 비수술적 치료법을 동원하던 간에 이 두가지는 꼭 병행되어야 하는 필수적 치료법이기 때문이다.

또 수술적 치료법을 이미 시행한 분들이라도 이 효과를 오래 유지하려면 꼭 상기도 재활운동치료를 시행해야 한다. 양압호흡기를 쓰더라도 일상생활이 좋아지려면 상기도 재활운동치료를 꼭 시행해야 한다. 구강내 장치를 써도 근육이 이 장치에 익숙해져서 재발을 겪지 않으려면 또 상기도 재활운동치료를 같이 시행해야 한다. 그래서 의료진들은 이구동성으로 상기도 근력재활운동은 항상 강조하고 있는 것이다.

이 두가지 치료법 중에서 특히 체중감량을 하는 것은 생각보다 쉽지 않다. 그렇기 때문에 보다 우선적이고 필수적인 치료는 바로 상기도 재활운동치료이다. 이 상기도 근력재활운동치료는 혀와 목 그리고 안면 근육 등을 강화하는 운동을 지칭한다.

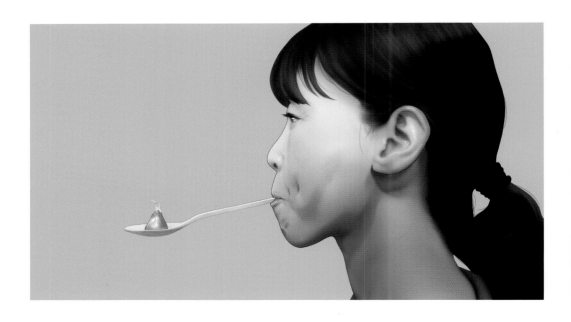

수면 무호흡이나 코골이 같은 경우에는 앞에서 언급했지만 혀와 목 주변의 인후두 근육들이 아래로 쳐지면서 기도의 공간을 막아버린 상태에서 발생한다. 그래서 막힌 공간을 근육 훈련을 통해 중력에 반해 위로 당겨주는 것이 상기도 근력재활운동의 핵심이다. 이 개념을 장치에 적용한 것이 앞서 설명한 구강내장치이다. 양압호흡기도 개념이 크게 다르지 않은 것이 '양압'이라는 공기 부목을 생성하여 연부조직이 아래로 쳐져 기도를 막히지 않도록 유지하는 장치로 볼 수 있다. 누워있을 때 기도의 문이 닫히지 않도록 시행하는 여러가지 방법들이 모두 수면무호흡의 치료원

리라고 독자들은 이해하면 된다.

상기도 근력재활운동치료는 필자의 병원에서 많이 시행하고 있다. 논문에 제시된 내용에 따르면 하루에 30분 정도의 상기도 재활운동치료를 하루 3번씩 3개월간 지속해야 분명한 효과가 발생한다. 사실은 상기도 재활운동치료의 효과는 검증은 이미 충분히 되어있다. 특히 최근에는 우리나라에서 이 근거들을 바탕으로 신의료기술로 채택이 되어 임상에서 사용할 근거 또한 갖추게 되었다.

하지만 문제는 '환자들이 이 상기도 재활운동치료의 중요성을 얼마나 인지하고 지속적으로 시행하느냐' 에 달려있다. 실제로 수술적치료를 시행하는 이비인후과 의사들도 상기도 재활운동치료의 중요성을 특히 강조하고 있다. 하지만 이를 전문적으로 시행하는 기관이 많지 않고 실제로 대학병원에서도 이 치료를 전문적으로 담당하는 치료사가 아예 없는 경우가 허다하다. 특히 1차 의료기관인 의원급에서는 이러한 치료를 시행하는 곳이 거의 존재하지 않는다. 그래서 이 치료법에 대한 접근과 인지도가 저조한 것이 사실이다. 또한 이 치료법을 알게 된 환자들도 이 상기도 재활운동치료가 효과가 있다는 것을 알면서도 막상 꾸준히 시행하라고 하면 성실하게 지속하는 경우가 드물다.

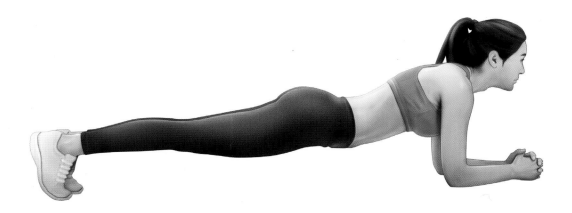

재미있는 운동이 아닌 척추강화운동인 플랭크 자세같은 운동은 옆에서 지켜 보지않으면 몸에 좋은 지 알아도 스스로 챙겨서 하기 힘들다. 이처럼 상기도 재활운동치료도 어렵고 만만치 않은

운동이다. 이 상기도 재활운동치료를 한번 제대로 시행하면 혀와 온 얼굴근육이 마비된 것처럼 느껴질 정도로 힘든 운동이다. 이를 하루 **30분씩** 하루 **3번 3개월간** 꾸준히 시행한다는 것은 실제로 만만치 않은 일일 테다.

하지만 앞서 언급한 것처럼 수술하신 분들도 이 효과가 유지가 되려면 반드시 상기도 근력이 유지가 되어야만 한다. 구강내장치를 쓰는 사람의 경우에도 처음에는 턱이 잘 당겨지게 되지만 시간이 지나면서 다시 턱이 쳐지는 현상이 발생하게 된다. 양압기를 사용하는 경우에도 양압기를 지속한다고 해서 상기도 근력이 좋아지지는 않는다. 양압기는 기도가 닫히지 않도록 하는 현상만 유지시켜 주기 때문이다. 이 모든 환자군들이 장기적으로 상기도 근력을 향상시키거나 기능의 회복을 보려면 결국 선택의 여지 없이 상기도 재활운동치료를 해야만 된다. 그렇기 때문에 상기도 재활운동치료는 모든 치료군에 꼭 필요하다고 단언할 수 있다.

마지막으로 증상이 적거나 단순 코골이에 불과한 경우에도 상기도 재활운동치료는 처음으로 제시될 수 있는 부작용 없는 아주 안전한 치료임에 틀림없다. 특히 수면무호흡은 별로 심하지 않은데 코골이만 사람들은 잠 잘 때 입을 벌리고 자는 빈도가 높다. 그런데 이러한 분들은 상기도 재활운동치료 중에서 가장 강조되는 입 다물기와 혀를 입천장에 놓기, 코로 숨쉬기 이 세가지만 제대로 적용되어도 빠른 시간 내에 큰 호전을 볼 수 있다.

상기도 재활운동치료의 세 가지 도그마

특히 상기도 재활운동치료에 가장 중요시 되는 세 개의 도그마를 소개하면 아래와 같다.

첫째, 입술과 입을 다물고 있는 것

둘째, 코로 숨을 쉬는 것

셋째, 혀를 **Spot** 이라고 부르는 앞니 바로 뒤의 구개의 쏙들어간 부위에 혀끝이 위치하게 하며 되도록 혀 윗부분 전체가 구개 천정에 모두 붙도록 유지하는 것

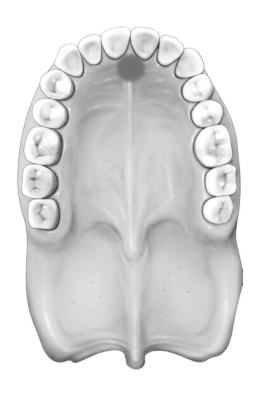

이 세 가지만 의식적으로 꾸준히 시행해도 코골이가 상당히 좋아진다. 즉, 혀가 항상 아래로 쳐져 있는 것이 아니라 혀가 입 천정에 붙어있도록 유지한 채로 입술을 다물고 코로 숨쉬는 이 세 가지만으로도 증상이 상당히 좋아진다고 알려져 있다. 그런데 정말 안타깝게도 이 치료가 단번에 나타나는 드라마틱한 효과가 아니기 때문에 환자들이 이를 꾸준히 하는 사람이 적다는 사실이다. 앞서 양압호흡기는 초반의 효과를 드라마틱하게 바로 느끼지만 유지가 힘들다고 언급한 바 있다. 그래서 환자들이 이 상기도 재활운동치료의 중요성을 정확히 인지하고 앞서 언급한 어떤 치료를 하든 상기도 재활운동치료를 보완적으로 꾸준히 같이 해주는 것은 필수적인 일이며 이를 정말 중요하고 강조한다.

여기까지는 성인의 수면무호흡 치료 위주로 언급했다. 그러나 소아의 경우에는 성인과는 확연히 다른 특징과 양상을 가지고 있다. 다음 장에서는 소아가 성인과 다른 특징을 설명하고 소아 수면무호흡과 코골이의 특징과 치료에 대해 다시 다루려고 한다.

소아 수면무호흡 및 코골이의 특징

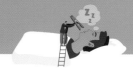

소아 수면무호흡의 경우는 치료 방법이 성인들과는 큰 차이가 있다. 성인과는 원인이 상당히 다르기 때문이다. 특히 성인에서는 첫 치료가 주로 양압호흡기인데 반해, 소아에서는 수술을 먼저 고려하는 편이다. 그리고 성인의 주된 치료법인 양압호흡기는 소아에서는 아주 일부에서만 적용된다. 또한 특히 소아에서는 상기도 재활운동치료의 중요성이 더욱 부각된다. 이에 대해 자세히 알아보려 한다.

소아와 성인의 수면 무호흡은 비슷한 점과 차이점이 있다. 우선 수면 무호흡에 의한 증상이 소아는 성인과 많이 다르다. 성인에게 가장 많은 무호흡으로 인한 증상은 저녁에 불면증이 발생하는 것이다. 그러므로 수면 무호흡을 가진 성인들은 낮에 상당히 많이 졸게 된다. 간단한 서류나 신문을 읽다가도 졸고, 영화나 수업 들으면 거의 모든 시간을 졸게 되는 증상을 겪게 된다. 가장 위험한 것은 바로 졸음운전이다. 실제로 수면 무호흡 환자에게 발생하는 교통사고의 비율이 수면 무호흡환자에서 일반인 보다 10배 많이 발생한다고 조사된 바 있다.

하지만 소아들은 이러한 주간 졸림보다는 구강호흡이나 코막힘, 비음 등의 양상을 보이는 경우가 더 많다.

또한 소아 수면 무호흡의 경우 환아들은 수면 중 땀을 많이 흘리거나 몽유병 처럼 자다가 돌아다니는 경우도 보인다. 숨을 들이 마시면서 흉부가 함몰되는 역설적 호흡양상을 보이기도 한다. 소아 수면무호흡의 유병율은 코를 고는 소아 중 20~30%라고 알려 있으나 동양의 경우 아이들의 골격이 작아 좀 더 이를 상회하는 것으로 판단된다.

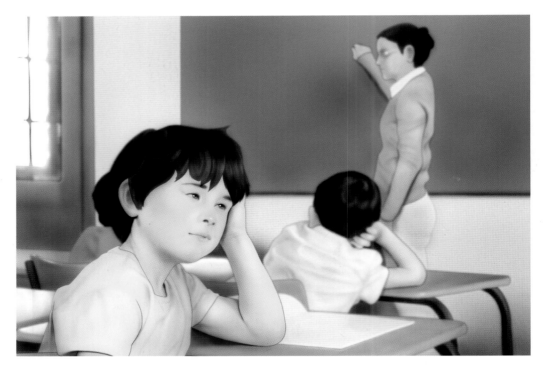

▲ 학업에 관심이 없는 ADHD 아이들

가장 소아와 성인이 차이가 나는 수면 무호흡 증상은 다음과 같다. 아이들은 낮에 졸기보다는 집중력이 떨어지고 주의가 산만한 것이 주증상이다. 즉, 집중력결핍과 과잉행동증(ADHD: Attention deficit hyperactivity disorder) 양상을 보인다고 보고되었다. 그런데 주의할 점은 이미 수면무호흡 치료를 받기 전에 집중력결핍과 과잉행동증(ADHD)을 이미 소아신경정신과 등에서 진단받고 오는 경우가 허다하다. 나아가 이 진단에 근거해 이미 암페타민 같은 신경정신과적 약물까지 복용하고 있는 경우도 상당하다.

하지만 이러한 아이들은 수면 무호흡이라는 뚜렷한 원인에 의해 발생한 이차적 ADHD증상이다. 그런데 외부로 드러난 증상만으로 ADHD 진단이 되어서 이미 약물치료를 시작하고 오게 된 것이다. 그런데 그럴 수도 있는 것이 ADHD라는 질병은 영상을 찍어서 진단하는게 아니고 증상을 보고 진단을 하는 방법을 따르기 때문이다. 증상이 ADHD와 수면무호흡이 거의 일치하니 원인에 대한 고민없이 결국에는 ADHD라는 낙인이 찍혀버리는 것이다. 실제로 소아 수면무호흡

증상이 있는 아이들한테 치료를 해주면 **ADHD**가 좋아진다. 그래서 이비인후과 외래에서는 엄마들이 이른바 '우리 아이가 달라졌어요' 라고 말하며 의료진에게 감사를 표현하는 경우가 많다.

주의력결핍과잉행동장애의 이해 및 개입

◆ 진단

주의력결핍과잉행동장애(ADHD)의 DSM-5 진단기준

A. 부주의 및 과잉행동 - 충동성의 지속적 패턴이 나타난다. 이러한 패턴은 개인의 기능과 발달을 저해하며 아래의 **1**항과 **2**항 중 한 가지 이상에 해당되어야 한다.

1. 부주의: 다음 중 **6**개 이상의 증상이 **6**개월 이상 지속적으로 나타난다. 이러한 증상은 발달수준에 맞지 않으며 사회적, 학업적/직업적 활동에 직접적으로 부정적인 영향을 미친다.

    a. 흔히 세부적인 면에 대해 면밀한 주의를 기울이지 못하거나 학업, 직업 또는 다른 활동에서 부주의한 실수를 저지른다.

    b. 흔히 일을 하거나 놀이를 할 때 지속적으로 주의를 집중할 수 없다.

    c. 흔히 다른 사람이 직접 말을 할 때 경청하지 않는 것으로 보인다.

    d. 흔히 지시를 완수하지 못하고, 학업, 잡일, 작업장에서 임무를 수행하지 못한다. (반항적 행동이나 지시를 이해하지 못해서가 아님)

    e. 흔히 과업과 활동을 체계화하지 못한다.

    f. 흔히 지속적인 정신적 노력을 요구하는 과업(학업 또는 숙제 같은)에 참여하기를 피하고, 싫어하며, 저항한다.

    g. 흔히 활동하거나 숙제하는 데 필요한 물건들(예: 장난감, 학습과제, 연필, 책 또는 도구)을 잃어버린다.

    h. 흔히 외부의 자극에 쉽게 산만해진다.

    i. 흔히 일상적인 활동을 잊어버린다.

둘째 예상할 수 있는 바이지만, 아이들이 수면무호흡이 있으면 학업능력의 저하가 발생한다. 앞서 성인들의 수면 무호흡에서 뇌로 산소가 적게 가면서 일종의 '혈관성 치매'가 발생한다고 언급한 바 있다. **ADHD**등이 발생하는 것이 바로 이 뇌저산소증의 개념으로 이해되고 있다.

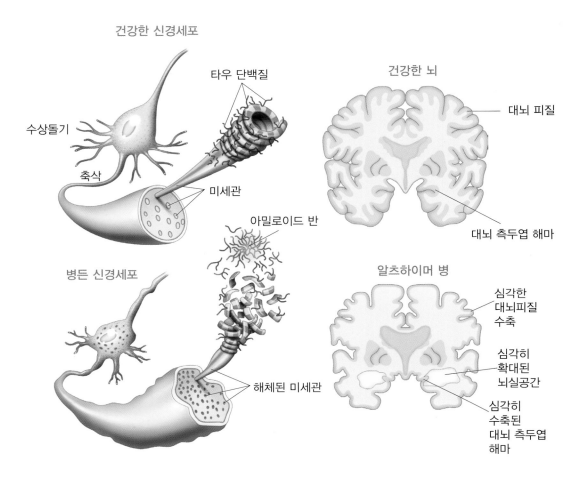

건강한 신경세포

타우 단백질

수상돌기

축삭

미세관

아밀로이드 반

병든 신경세포

해체된 미세관

건강한 뇌

대뇌 피질

대뇌 측두엽 해마

알츠하이머 병

심각한 대뇌피질 수축

심각히 확대된 뇌실공간

심각히 수축된 대뇌 측두엽 해마

▲ 건강한 뇌세포 vs 알츠하이머 병 뇌세포

이를 뒷받침하는 최근에 나온 유명한 논문이 있다. 치매의 또 다른 이름은 '알츠하이머병'이며 이는 뇌세포의 퇴행성 질병이라고 알려져 있다. 성인의 알츠하이머에서 발현되는 뇌세포의 퇴행성 단백질에는 beta amyloid protein, preseniline 등이 대표적이다. 그래서 수면 무호흡을 가진 환아들의 뇌에서 이 수치를 검사했더니 정상 아이들 보다 이 단백질의 수치가 훨씬 높게 측정되었다고 한다. 즉, 수면 무호흡 증상이 있는 아이들은 어려서부터 뇌저산소증으로 인한 뇌세포의 퇴행성 변화를 일으키는 단백질들의 표현형이 많아지면서 뇌의 퇴행성 변화가 일찍부터 발생한다는 점이다. 그런데 더 놀라운 것은 이 수면무호흡 아이들을 치료를 해주었더니 치료 후에 이러한 뇌의 퇴행성 단백질들의 수치가 정상수준으로 감소하더라 는 것이다. 이는 굉장히 중요한 의학적 의미를 가지는 결과로 수면무호흡을 겪는 아이들의 뇌세포에서 정상 수준으로 이 수치를 떨어뜨리는 것이 치료적으로 꼭 필요하다는 증거이기도 하다.

그런데 소아는 성인과는 다르게 검사나 치료의 협조가 어려운 것이 사실이다. 성인들은 수면다원검사라 해서 검사실에서 하룻밤 실제로 수면을 취하며 여러가지 상태를 관찰해서 진단을 한다. 수면다원검사는 수치를 측정하는 전극과 전선을 수십 개씩 부착하고 수면을 취해야 한다. 환자들은 낯선 환경에서 이런 장치 때문에 더 잠이 안 온다고 호소하기도 한다. 그래서 성인의 경우에도 낯선 잠자리에서 장치를 부착하고 수면을 취하므로 검사결과가 정확히 잘 안 나오는 경우도 허다하다. 하물며 아이들의 수면다원검사의 적응은 어떠하겠는가?

이러한 행동과 학습장애 이외에도 소아에게서 많은 증상은 성장장애와 식욕부진이다. 성장기 아이들은 깊은 숙면이 시작된지 약 3시간 후부터 성장호르몬이 적극 분비되는 것으로 알려져 있다. 하지만 수면 무호흡으로 인해 자주 각성하고 깊은 잠을 이루지 못하면서 아이들은 성장 호르몬 분비 감소와 반복되는 편도선염증 등으로 성장부진에 빠지게 된다.

수면 중에는 성장호르몬과 더불어 이뇨 작용을 막아주는 항이뇨 호르몬이 분비된다. 하지만 숙면을 취하지 못하는 아이들은 항이뇨 호르문 분비의 감소로 인해 밤사이 화장실을 가기 위해 자주 깨는 야뇨증을 겪기도 한다.

소아에게는 ADHD와 관련된 행동 및 학습장애만 발생하는 것은 아니다. 성인과 마찬가지로 심폐합병증이 유발될 수 있다. 심한 수면 무호흡과 비만이 동반한 경우 폐고혈암과 폐성심, 좌심실비대 등의 심각한 심혈관 합병증이 발생할 수 있다. 그러므로 이러한 문제가 동반된 경우 꼭 적극적으로 수면 무호흡을 치료하여야만 한다.

소아 수면 무호흡의 진단은 병력청취와 신체검사, 영상검사, 수면다원검사로 이루어져 있다. 병력을 인터뷰를 통해 청취한 후 신체검사를 통해 키, 체중을 확인하여 성장장애를 판단한다. 편도, 아데노이드, 기도, 비강, 두개안면기형 등을 검사하고 평가한다. 영상을 통해 두부 측면 방사선 사진을 촬영하고 심폐합병증 유무등을 심초음파등을 통해 확인한다. 하지만 무엇보다도 중요한 확진검사는 바로 수면의 양상을 직접 확인하는 수면다원검사이다.

수면다원검사 등의 진단을 꼭 시행해야하는 경우는 환아들 중에서 아이가 고도비만하거나 수술을 해도 수면 무호흡 문제가 지속될 것 같다고 여겨지는 경우에만 한해서 먼저 시행하도록 권고하고 있다. 미국의 경우는 이 수면다원검사를 시행하려면 엄청난 비용이 소요된다. 하지만 우리나라는 건강보험 혜택을 받으면 본인부담율 20%만을 부담하며 15세 이하의 경우에는 본인부담율이 5%에 불과하여 아주 적은 비용으로 검사를 시행할 수 있다. 그래서 환아들의 부모님도 이 검사를 먼저 시행하기 원하는 경우가 많다. 또한 환아들을 치료하고 나서 다시 한번 검사를 해서 회복된 정도를 의료진과 보호자 모두 정확히 확인하는 것이 모두에게 적절하기에 수면다원검사를 치료 전후에 모두 시행하는 경우가 많은 것이 사실이다.

최근에는 간이형 수면 무호흡 검사기가 개발되었지만 아직 의학적으로 널리 쓰여지고 있지는 않은 듯 하다. 만약 수면다원검사의 적용이 어렵다면 "폐쇄성수면무호흡증후군 선별을 위한 소아용 수면설문지"를 사용하여 자가 체크가 가능하다. 온라인에서 '소아 수면 무호흡에 관한 설문'이라고 검색하면 설문지를 확인할 수 있으며 다음 페이지에 이를 옮겨놓았다. 환아로 의심되는 부모님들은 이 설문을 통해 8개 항목 이상에서 '예'라고 대답한다면 폐쇄성수면무호흡 가능성이 있다고 판단하고 아이와 함께 병원을 방문할 것을 권고한다.

소아 수면 무호흡에 관한 설문

성명 _____   날짜 _____ / ____ / ____

1. 수면 중 우리 아이는
   코를 30분 이상 곤다. . . . . 예 아니오 모름
   항상 코를 곤다. . . . . 예 아니오 모름
   코를 시끄럽게 곤다. . . . . 예 아니오 모름
   숨소리가 거칠거나 시끄럽다. . . . . 예 아니오 모름
   호흡에 이상이 있거나 숨쉬기 힘들어 한다. . . . . 예 아니오 모름
2. 아이가 밤에 자는 도중 호흡정지를 목격한 적이 있다. . . . . 예 아니오 모름
3. 우리 아이는... :
   낮 동안 입으로 숨을 쉬는 경향이 있다. . . . . 예 아니오 모름
   아침에 일어나면 입이 말라 있다. . . . . 예 아니오 모름
   자주 침대에 소변을 싼다. . . . . 예 아니오 모름
4. 우리 아이는... :
   아침에 상쾌하게 일어나지 못한다. . . . . 예 아니오 모름
   낮 시간 동안 졸려서 힘들어한다. . . . . 예 아니오 모름
5. 학교 선생님이나 다른 지도자로부터 아이가 하루 종일 졸려한다는 얘기를 들었다. . . 예 아니오 모름
6. 아침에 아이를 깨우기가 힘들다. . . . . 예 아니오 모름
7. 아이가 아침에 일어나서 머리가 아프다고 한다. . . . . 예 아니오 모름
8. 아이가 출생 후 갑자기 성장이 정상보다 느려진 시기가 있다. . . . . 예 아니오 모름
9. 아이가 과체중이다. . . . . 예 아니오 모름
10. 우리 아이는 종종 이와 같습니다. . . . . 예 아니오 모름

말을 경청하지 않는 듯 보인다. . . . . 예 아니오 모름
과제와 활동을 적절하게 수행하는데 어려움이 있다. 예 아니오 모름
외부의 자극에 쉽게 산만해진다. . . . . 예 아니오 모름
손과 발을 가만히 못 있고 의자에서 몸부림을 친다. 예 아니오 모름
항상 어디론가 가려고 하고 마치 모터를 뒤에 단 듯 돌아다닌다. . . . . 예 아니오 모름
다른 사람의 대화나 게임에 잘 끼어들고 훼방을 잘 놓는다. . . . . 예 아니오 모름

점수
예 = 1 아니오 = 0

점수의 평균(0.00~1.00)을 구해서, 평균값이 0.33보다 초과되면 비정상이다.

➡ **8개 항목 이상에서 '예'라고 대답한다면 폐쇄성수면무호흡 가능성이 있다고 판단**

소아 수면무호흡과 상기도 재활 운동의 필요성

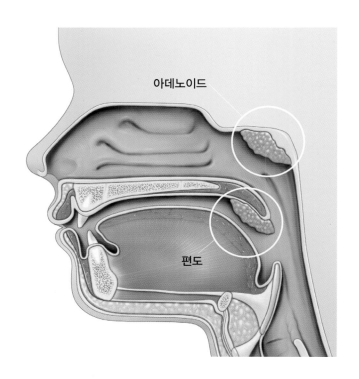

아데노이드

편도

그나마 다행인 것은 소아의 수면 무호흡의 원인은 성인에 비해서 대부분 일정하다는 점이다. 아이들은 편도와 아데노이드의 비대가 그 원인인 경우가 대부분이다. 아데노이드와 편도는 비슷한 조직이지만 서로 위치가 다르다. 그림처럼 아데노이드는 코 뒤의 비강 끝에 있는 림프조직이고 편도는 입 뒤의 구강 및 구개 끝에 있는 림프조직이다. 아데노이드는 위에, 편도는 아래에 위치한다는 점이 다르다. 다행인 것은 소아 수면무호흡이 있는 아이들은 편도와 아데노이드 절제술만 해줘도 아이들의 **80%**정도에서 증상이 정말 좋아진다. 구조적으로 기도를 막고있는 림프조직인 편도와 아데노이드를 살짝 도려내어 주어도 증상이 상당히 좋아질 수 있다는 의학적 의미를 갖는다.

이렇듯 소아는 수술을 통해서 많이 호전시킬 수 있다. 바로 이 때문에 진단을 상당히 중요시 하는 미국에서도 소아가 수면무호흡이 있는 경우에 전문의 진료하에 편도 또는 아데노이드가 그 원인인 것 같다고 판단되면 수술을 먼저 시행하라고 권고하고 있다.

나아가 폐쇄성 수면무호흡만 있는 환아와 폐쇄성 수면무호흡과 함께 ADHD가 동반된 아이를 비교한 연구가 있다. 폐쇄성 수면무호흡과 ADHD가 함께 있으면 행동장애, 기분장애가 더 심하고 수면무호흡 증상도 더 심하다는 결론이다. 또한 수면무호흡이 있는 환아의 30%에서 ADHD가 동반되고 나이가 들수록 ADHD가 동반될 확률이 높아진다고 보고하고 있다.

앞서 소개된 성인의 수면 무호흡 치료법 중 구강내장치는 아이들의 경우에는 적용이 어려워 거의 시행하지 않는 편이다. 성인 수면 무호흡 환우들에게 가장 중요한 치료는 양압호흡기라고 언급한 바 있다. 반면에 소아에서 가장 중요한 수면무호흡 치료는 수술이라고 할 수 있다. 소아의 경우 양압호흡기는 비만이 있다거나 증상이 지속되는 일부의 아이들에서만 사용을 고려한다.

특히 소아가 성인과 다르게 더 강조되는 점은 소아의 경우 수술을 하고 나서 수면무호흡이 다시 재발하지 않도록 유지하는 것이 중요하다. 그래서 수면무호흡이 다시 발생하지 않고 좋은 수면의 상태를 유지하게 해주어야 한다. 하지만 이러한 상태를 유지하는 것은 저절로 일어나지 않는다. 소아 수면무호흡에 대한 수술적 치료에서 최근에도 가장 문제가 되는 것 중에 하나는 소아가 성장함에 따라 2~3년 내에 적어도 5년 내에 30%정도의 증상 재발이 존재한다는 점이다. 이는 상당히 높은 재발률이라고 볼 수 있다.

그래서 이 재발을 결정적으로 막아줄 수 있는 치료가 필요한데 그것이 바로 상기도 재활운동치료이다. 그래서 의사들은 상기도 재활운동치료가 소아의 경우 성인보다 훨씬 더 중요하다고 강조하는 것이다. 성인들도 마찬가지지만 아이들의 경우에는 수면 무호흡 증상이 미미하거나 애매해서 수술적 치료를 선택하기를 부모님이 좀 망설일 수 있다. 이러한 경우에 상기도 재활운동을 먼저 시도해 보는 것은 손해 볼 것이 없는 아주 바람직한 비수술치료 방법이다. 하지만 증상이 심해 수술을 시행한 이후라고 하더라도 이를 유지하기 위해 꼭 필요한 치료법이기도 하다.

소아 수면 무호흡 환아에게 양압호흡기를 적용시켜 유지하는 일은 성인보다 훨씬 더 힘들다고 알려져 있다. 또한 아이들은 얼굴이 계속 성장하고 자라야 하는데 양압호흡기가 얼굴을 계속 압박하는 문제가 발생하기도 한다. 그래서 환아들이 양압호흡기를 몇 년씩 착용하면 얼굴이 변형된다는 보고가 꽤 있다. 호흡기 착용으로 인해 아래턱만 튀어나오고 얼굴이 쑥 함몰되는 변형이 생기는 경우가 있기 때문에 의료진과 부모님이 아이를 늘 조심스레 살펴보아야 할 부분이 있다. 그 외에도 성인과 소아 모두에서 양압호흡기 착용부위에 욕창이 생기는 경우도 있다.

또한 아이들에게는 구강내장치 적용이 거의 어렵고 양압호흡기 착용과 유지가 진정 쉽지 않다. 게다가 수술 후 재발도 적지 않기 때문에 상기도 재활운동치료가 이 모든 치료의 효과를 유지하고 재발을 막는 정말 필수적이고 중요한 치료인 것이다. 실제로 우리나라의 진료의들은 이렇게 긴 설명을 이른바 '3분 진료'의 시간내에 아이와 보호자에게 일일이 드릴 틈이 없다. 그래서 이러한 책을 통해 이렇게 하나하나 설명을 드릴 수 있는 것이 얼마나 다행인지 모른다.

또 이 상기도 재활운동치료는 담당 치료사를 직접 만나서 배우면서 반드시 계속 반복해서 시행하고 또 그 중요성을 교육받아야 한다. 하지만 이를 시행하는 기관도 적고 이를 제대로 교육할 수 있는 치료사도 적은 편이다. 그래서 이를 제대로 숙지하고 경험한 후 스스로 꾸준히 적용하는 사례를 만들어 내기가 정말 힘든 환경이다. 그렇기 때문에 이러한 이유로 필자가 이 책을 저술하고 있는 이유이기도 하다.

다시 한번 강조하지만 소아의 경우 수술을 하면 **80%**정도가 치료가 된다. 그래서 그 당시에는 의료진에게 큰 감사를 표현한다.

하지만 아이들이 성장하면서 재활치료를 게을리 하면 불행하게도 다시 수면 무호흡이 재발하는 경우가 많다. 그래서 반드시 상기도 근력재활재활운동을 하면서 수면 호흡이 잘 유지되는 상태가 환아들의 경우 성인까지 유지가 되도록 노력을 꾸준히 지속해야한다는 점이 핵심이라고 할 수 있다.

한가지 꼭 강조하고 싶은 점은 상기도 재활운동치료를 꾸준히 지속하면 반드시 효과를 볼 수 있다. 그런데 수술 후 환아들의 경우는 이미 증상이 이전에 비해 상당히 좋아져 있는 상태를 경험하며 의욕적으로 상기도 재활운동치료를 시행할 동기를 갖지 못할 수도 있다. 또한 이런 경우에 매번 치료사를 찾아가 치료를 받아야 하고 또 치료를 시행한 후에도 어떤 운동을 했는지 전부 기억을 다 하지 못하는 경우도 허다하다. 또 이 상기도 재활운동 동작이 어렵기도 한 것이 사실이다.

그래서 필자는 집에서 성인들이나 아이들이 부모님과 같이 화면을 보고 따라할 수 있도록 상기도 재활운동치료 동영상을 제작했다. 1부, 2부, 3부로 나누어 만들었고 이후 추가적이고 전문적인 운동은 이 책을 통해 접할 수 있도록 제작하였다. (삽입된 QR 코드를 촬영하면 해당 동영상을 시청 가능함) 이는 무료로 시청할 수 있으니 반복적으로 시청할 수 있다.

특히 요즘 같은 코로나로 인한 비대면 생활 시대에 치료사를 마주보고 앉아 입을 벌리고 숨을 내뱉고 해야 하는데 이러한 치료과정이 시대의 흐름상 꺼려지는 것도 사실이다. 그래서 동영상 치료를 만들어 유튜브에 업로드해 놓았으니 영상을 보시며 따라하기를 추천한다. 해당 영상을 시청하며 화면을 멈추어 두고 각 운동 동작을 제시된 횟수만큼 반복해서 시행하면 될 것이다. 하지만 이 책자에는 더 자세한 그림과 동작을 기록하여 두었다. 만일 영상을 시청하기 어렵거나 책을 선호하는 분들은 이 책을 보며 더 정교한 운동을 시행하기를 추천한다.

상기도 재활운동치료는 치료사와 스케줄을 잡고 일대일로 30분간 마주보고 상기도 근육운동을 시행한다. 주3회 이상 시행하며 3달이상의 치료를 지속적으로 시행해야 효과를 볼 수 있다. 또한 치료 전후 수면다원검사를 통해 치료 효과를 판명하는 것이 가장 객관적인 방법이라는 점을 다시 강조하고자 한다.

본격적 상기도 재활운동치료에 앞서 시행하는 코호흡 2주 과제

　순수하게 코로만 2주간 호흡하는 것은 시행해 보면 만만치 않은 과제이다. 코골이 증상만 있거나 가벼운 수면 무호흡이 있는 분들은 상기도 재활운동치료에 들어가기 전에 이 과제만 수행해도 많은 호전을 기대할 수 있다. 특히 소아의 경우에는 부모님과 같이 상기도 재활운동치료와 더불어 이 과제를 꼭 같이 시행하여 주기를 주문한다.

　'하루 종일 입으로 호흡하지 않기'란 생각보다 어려운 과제이다. 더 정확히 언급하면 2~3분간을 입을 닫고 코로만 호흡을 시도하는 것이 거의 불가능에 가까운 분도 상당 수 존재할 것이다. 이를 확인하는 방법은 간단하다. 스톱워치로 시간을 재며 본인이 1분이상 입을 다물고 호흡이 가능한지를 확인한다. 최근에는 COVID-19로 인한 마스크 착용으로 순수한 코호흡이 더 어렵게 다가오는 분들이 많다고 한다. 그리고 마스크 착용을 통해 본인이 스스로 입호흡을 하고 있음을 자각했다는 언급도 상당히 많아졌다.

　만약 1분 이상 입을 닫은 채로 순수하게 코로만 호흡하기 힘들다면 그 이유를 찾아야 한다. 특별한 문제는 없는데 습관적으로 입으로 숨을 쉬는 버릇이 이유라면 이는 2주간의 코로만 호흡하기 방법에 의해 쉽게 고칠 수 있다. 하지만 단순한 습관이 아니라 체내 반응에 의해 자꾸 코가 막혀 코호흡이 힘들다면 이는 의학적 치료가 선행되어야 한다.

　코호흡을 어렵게 하는 가장 흔한 이유는 보통 먼지, 유제품, 비듬 이 3가지이다. 만약 알러지성 원인에 의한 비염, 축농증, 콧물 등을 가진 분이라면 우선 이러한 알러지 반응을 일으키는 원인을 회피하려고 노력해야 한다. 먼지나 비듬을 피하기 위해 침구나 침대를 바꾸어 생활에 볼 수도 있다. 이러한 과정을 통해 본인의 알러지의 원인을 직접 찾아볼 수도 있다. 더 정확한 확인을 위해서는 전문의를 찾아 알려지 검사를 시행해 정확히 항원을 찾는 것도 추천한다. 유제품 등의 식품 알러지가 있는 분들은 해당 음식을 3일 이상 피하면서 증상을 살피는 방식이 좋다.

이러한 알러지성 반응이 아닌 편도(입천정 뒤의 림프조직)나 아데노이드(코천정 뒤의 림프조직)의 비대에 의한 기도 막힘을 가진 분들은 코호흡이 진정 어려울 수 있다. 이러한 경우에는 이비인후과를 방문하여 코내시경을 통하여 폐색여부를 확인하고 치료방법을 찾은 후 코호흡 2주 과제에 도전해야 한다. 만약 콧물 등의 지속적 코폐색이 있다면 약물과 스프레이 등을 이용해 이를 적극적으로 치료해야 한다. 그렇지 않으면 입호흡이 지속되면 수면무호흡으로 이어질 가능성이 있으므로 의식적인 노력과 치료가 꼭 병행되어야 한다.

또 위의 특별한 이유 없이 2~3분간의 코호흡이 힘들다면 평상시 본인의 혀가 어디에 위치해 있는지 확인할 필요가 있다. 혀의 가장 이상적인 위치는 혀끝이 앞니 바로 뒤의 입천장에 쏙 들어간 부위(Spot)에 자리하는 것이다. 이어서 혀의 윗부분 전체가 입천장과 닿아있는 것이 가장 이상적인 위치이다.

이렇게 혀와 인후두 그리고 볼 부위의 근육이 적절한 근 긴장을 유지하는 것은 코호흡의 아주 중요한 요소이다. 특히 혀끝의 혀뿌리가 뒤로 처져 기도의 흐름을 막을 수 있기 때문에 혀의 평상시 위치는 아무리 강조해도 부족함이 있다. 입호흡이 많아지면 구강건조와 입냄새를 일으키는 원인이 되기도 한다는 점도 치료의 이유가 되기에 충분하다.

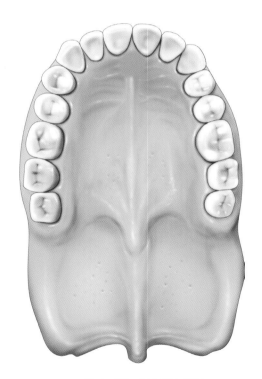

▲ 혀의 가장 이상적인 위치

이제 위의 선결조건들이 해결되어 코호흡 2주 과제를 시작할 여건이 갖추어지면 아래의 과제를 시작한다. 우선 첫날 하루 2분간의 순수 코호흡이 가능한 것을 확인한다. 이것이 가능하면 매일 2분씩 코호흡 시간을 늘려 코호흡 2주 치료하기를 완성한다. *마지막 13일째와 14일째는 3분씩을 늘려 총 30분 순수 코호흡에 도전하면 이 미션은 완료가 된다.

day	1	2	3	4	5	6	7
Pass	Y or N	Y or N	Y or N	Y or N	Y or N	Y or N	Y or N
MINUTE	2	4	6	8	10	12	14

day	8	9	10	11	12	13	14
Pass	Y or N	Y or N	Y or N	Y or N	Y or N	Y or N	Y or N
MINUTE	16	18	20	22	24	*27	*30

* 마지막 13일째와 14일째는 3분씩을 늘려 총 30분 순수 코호흡에 도전하면 이 미션은 완료가 된다.

치료 경험을 피드백 받아보면 보면 5일에서 6일째 즉 코호흡이 10분이 넘어갈 무렵이 가장 고비라고 한다. 정확한 시행을 위해서는 약국에서 파는 의료용 종이 플라스터를 입에 붙이고 스톱워치를 사용해 시간을 측정하는 것을 추천하다. 특히 아이들의 경우에는 이 종이 플라스터를 살짝 세로로 붙여주고 시행하는 것이 치료효과가 훨씬 좋다.

* 종종 야간에 종이 플라스터를 입에 붙이는 시도를 하는 경우가 있는데, 이는 효과는 적은 반면 수면무호흡으로 인한 질식의 위험은 큰 방법으로 시행하기를 전혀 추천하지 않는다.

수면무호흡과 코골이 개선을 위한 필수 상기도 재활운동치료

코골이 무호흡 근치 운동법

1탄 **혀 운동**(tongue exercise)

1부 QR코드

다음에 제시되는 운동들은 1세트를 10회로 하여 하루 3번 시행하여야 합니다. 전체를 시행할 경우 하루 약 30분의 시간이 필요합니다. 우선 10가지 필수 상기도 재활운동치료를 안내하겠습니다.

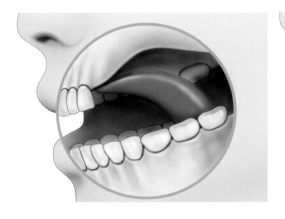
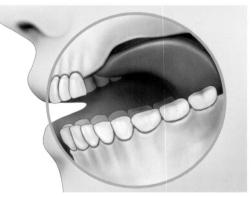

운동 1 | **혀밀어올리기(혀팔굽혀펴기)**

혀를 입천정 쪽 앞니 바로 뒤의 쏙 들어간부위(**spot** 이라고 부름)에 위치한 뒤 혀 전체를 입천장에 붙인 후 **5초간** 유지한 후 쉰다. 이를 **10번** 반복한다.

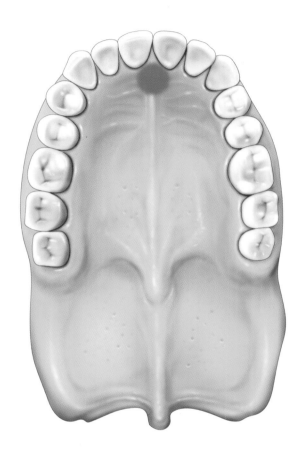

- 간단한 동작 같지만 실제로 혀끝을 스팟에서 절대 떼어서는 안되며 혀 윗부분이 최대한 입천장에 밀착된 상태를 유지하는 것은 쉽지 않다.
- 상기도 재활운동치료의 가장 기본 동작이다.
- 다른 동작을 시행하지 않는 평상시에는 항상 이 스팟에 혀끝을 데고 유지하는 습관을 들여야만 한다.

코 닿기

혀를 최대한 내밀어 혀끝이 코를 닿을 듯 10초간 유지한다. 10회 반복

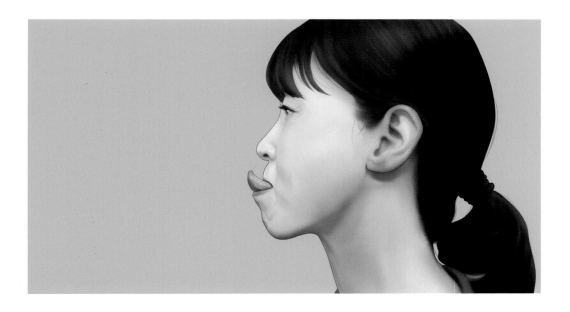

● 실제로 혀끝이 닿는 사람은 드물다. 최대한 혀끝을 위로 내민다는 느낌으로 시행한다.

턱 닿기

혀를 최대한 내밀어 혀끝이 턱을 닿을 듯 **10초간 유지한다. 10회 반복**

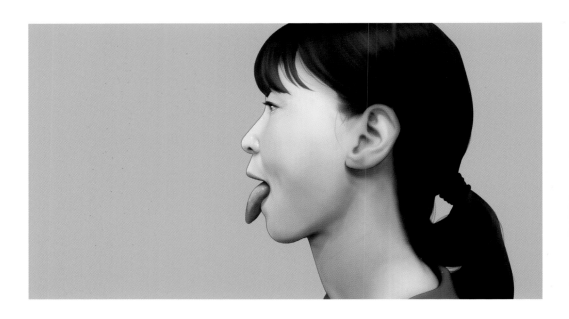

● 운동 2와 마찬가지로 실제로 혀끝이 턱에 닿는 사람은 드물다. 최대한 혀끝을 아래로 내민다는 느낌으로 시행한다.

혀 좌측으로 내밀기

혀를 최대한 내밀어 혀끝이 좌측을 향해 수평 하게 **10초간 유지한다. 10회 반복**

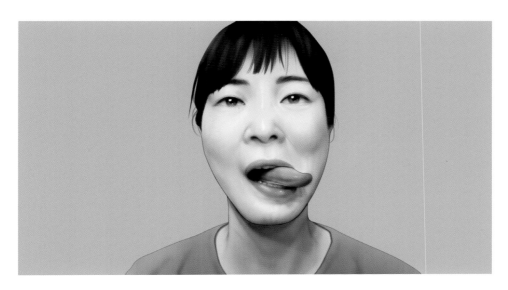

운동 5 **혀 우측으로 내밀기**

혀를 최대한 내밀어 혀끝이 우측을 향해 수평 하게 **10초간 유지한다. 10회 반복**

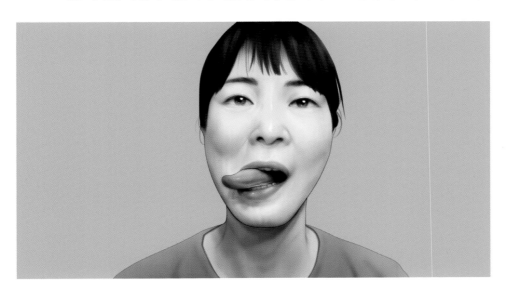

● 혀를 양측으로 내민 경우 위나 아래로 쳐지지 않고 최대한 수평하게 유지해야 하며 혀가 들락
날락하지 않고 같은 길이를 유지하는 등척성 운동이 되도록 노력한다.

운동 6 **혀말기**

혀 양 끝을 말아 서로 닿게 유지한 후 최대한 앞으로 내민다. **10초간** 유지한 후 쉰다.
이를 **10번** 반복한다.

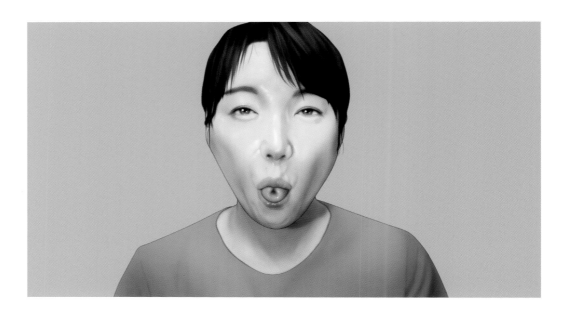

● 혀를 말아 유지하되 혀 사이로 공기가 드나드는 동작(어린 아동들의 경우에 이러한 장난을 하
는 경우가 많다.)을 취해서는 안되며 이 또한 같은 자세를 유지하는 등척성 운동의 개념으로
시행한다.

혀로 소리내기

운동 1 처럼 혀를 앞니 뒤의 천정의 **spot** 에 둔 뒤 **15초**간 유지한 후 마지막에 혀를
팅겨 소리를 낸다. 이를 **10회** 반복한다.

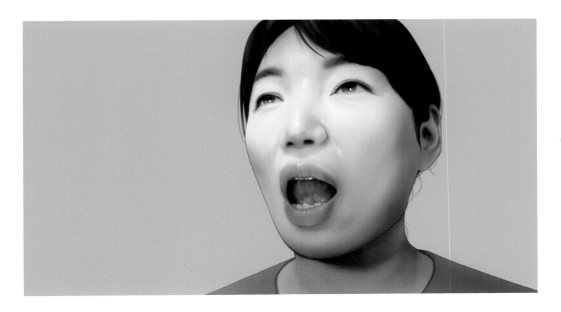

● 혀를 스팟에 두어 밀어낼 듯 말 듯한 자세를 유지하며 **15초**를 새고 반드시 혀를 팅겨 소리를
내어 마지막에 혀에 걸려있던 긴장을 해소해야 한다.

운동 8 **혀로 수저 밀기**

수저의 위 부분을 들어 입술 앞에 위치한 후 혀를 밀어서 길이를 유지한 채 버틴다. 이를 혀 근육의 등척성 운동이라고 한다. 혀가 아래로 밀려서는 안되며 이를 **10회** 반복한다.

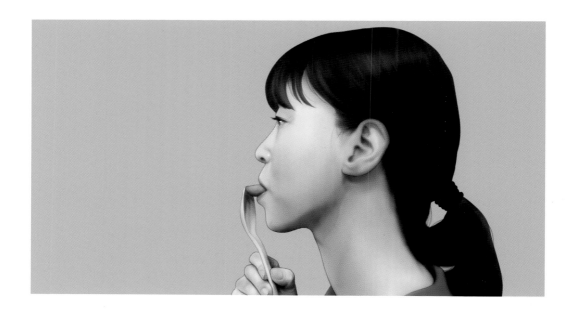

● 수저를 손으로 단단히 잡고 혀의 길이가 접히지 않는 범위 내에서 혀끝에 저항을 주면서 시행한다.

수저 입술로 물기

가벼운 수저를 준비해 치아가 아닌 입술로 물로 수평을 유지한 채 **10**초간 유지한다.
이 운동에 적응이 되면 초콜릿 조각 등을 올려 부하를 늘려서 연습한다. 이 또한 **10**번
반복한다.

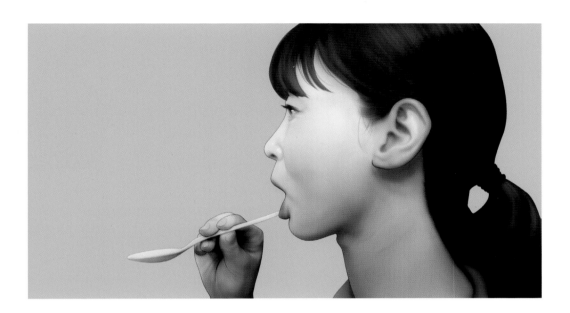

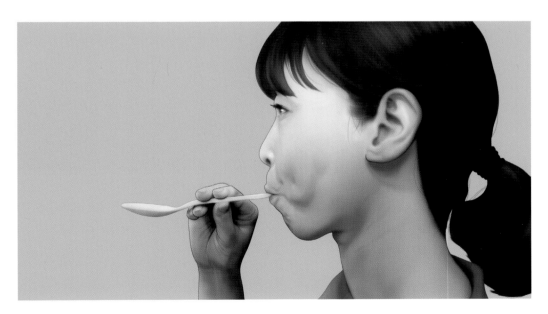

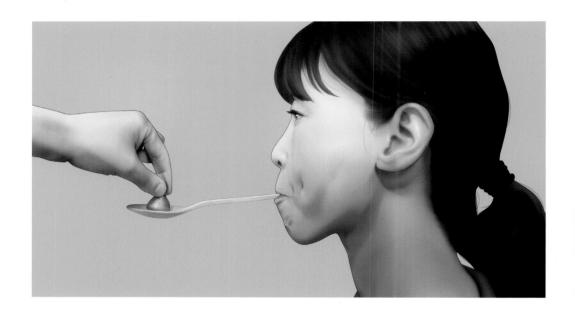

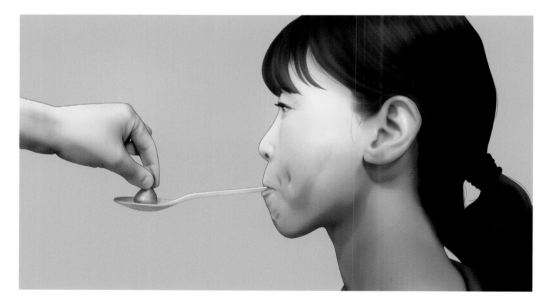

- 보기보다 수저를 입술로 물고 수평을 유지하는 것만으로도 상당한 구강주변 근육의 긴장이 필요하다.
- 처음부터 초콜릿 조각 등의 무게 부하를 하기 보다는 수저를 수평으로 유지하는 것이 가능해지면 서서히 부하를 시도한다.

단추 입술로 물기

단추를 삼킬 위험이 없는 소아나 어른의 경우에 시행한다. 단추에 실을 달아 단추를 입술에 단단히 물고 약 **10cm** 떨어진 위치의 실을 잡아 당긴 후 **10초간** 유지한다. 그리고 쉬기를 **10회** 반복한다. 적응하면 단추를 눕혀서 수평으로 유지한 채 입술에 물고 당기는 더 어려운 방법으로 시행한다.

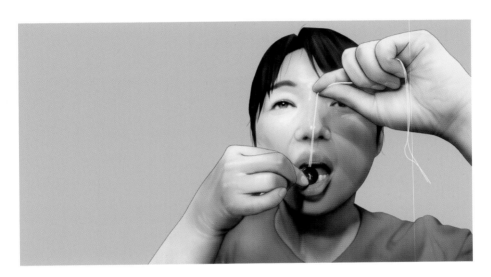

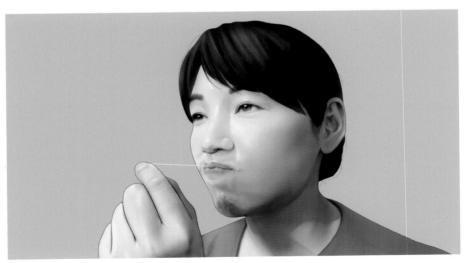

● 아이들의 경우 단추를 삼키거나 치아로 무는 동작을 할 수 있으니 정확한 확인을 하거나 이 운동을 피한다.

코골이 무호흡 근치 운동법

2탄 안면운동

운동 1 입을 다문 상태에서 입술에 힘을 주어 유지한다. 입술둘레근 강화 목적, 근육의 길이가 유지되는 등척성 운동

10초를 **1세트**로 하여 **10세트** 반복

2부 QR코드

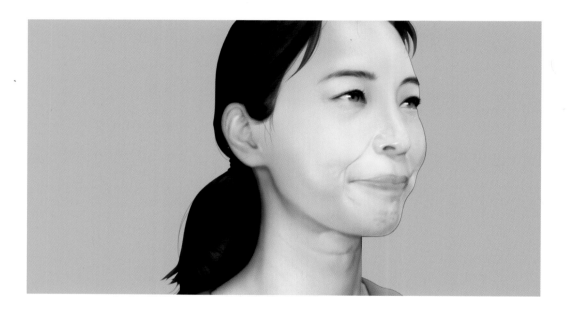

운동 2 입술이 닿아 있도록 유지하며 구강 내에서 천천히 그리고 최대로 턱을 벌리고 닫는다.

입술둘레근 강화목적, 10초 동안 5회 시행을 1세트로 하여 10세트 반복

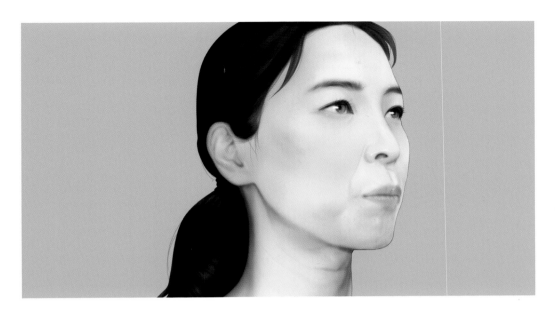

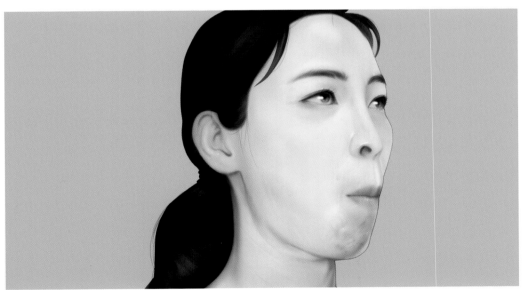

● 턱을 벌리고 닫을 때 입술이나 혀가 치아에 씹히지 않도록 주의한다.

● 턱을 벌리고 닫을 때 치아가 충돌하는 소리를 낼 필요는 전혀 없다.

운동 3 마치 키스하는 동작처럼 입술을 오므리고 내민 후 **10초간** 유지한 후 쉰다.

10초 동안 **5회** 시행을 **1세트**로 하여 **10세트** 반복

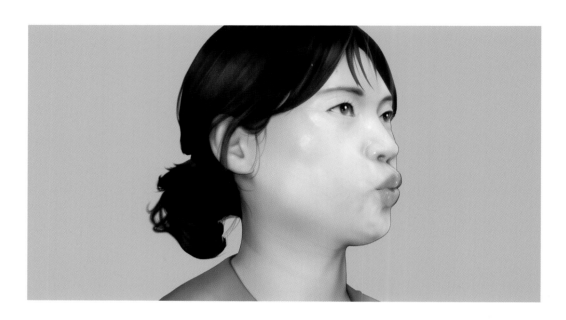

운동 4 입술을 벌려 최대한 크고 과장된 미소를 지은 후 쉰다.

10초 동안 **5회** 시행을 **1세트**로 하여 **10세트** 반복

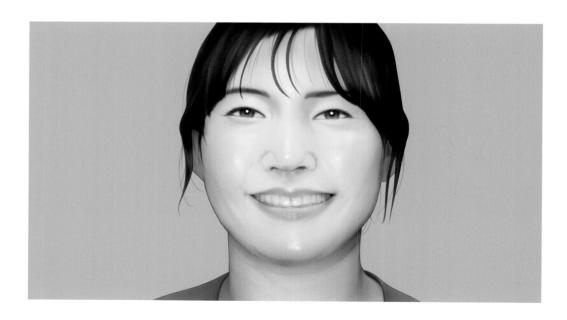

입술을 오므리기(유지 2초) – **입술을 벌려 미소를 짓기**(유지 2초)

5회 시행을 1세트로 하여 10세트 반복

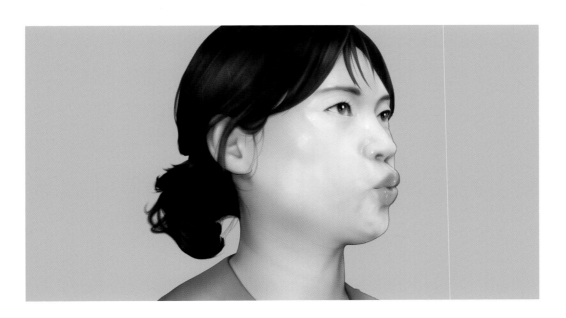

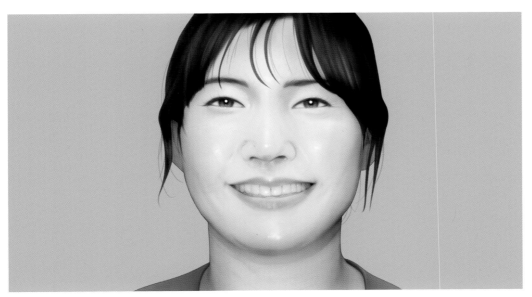

턱을 벌려 입을 최대한 벌린 상태에서 입술을 모아 오므린다. 이를 **10초** 유지한 후 쉰다. **10초** 동안 **5회** 시행을 **1세트**로 하여 **10세트** 반복

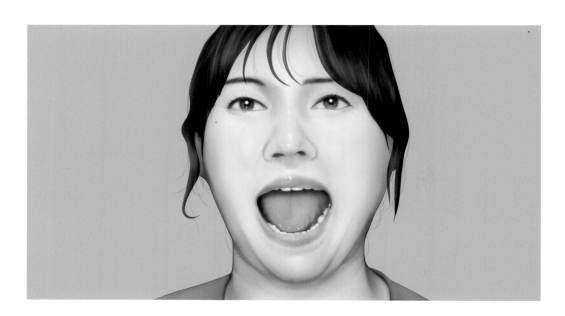

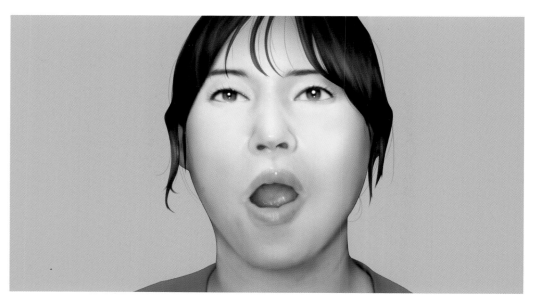

● 턱을 벌린 상태에서 입술만 최대한 오므리는 운동이므로 입이 닫혀지지 않도록 주의한다.

운동 7 입술을 굳게 다문 상태에서 마치 음료수를 들이키듯이 후루룩 빠는 소리를 낸다. 이를 10초 유지한 후 쉰다. 10초 동안 시행을 1세트로 하여 충분한 쉼을 주고 10세트 반복

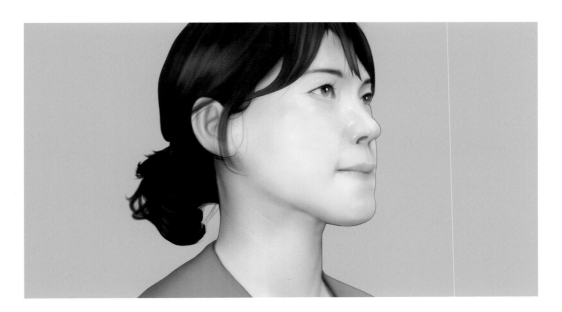

● 운동시 충분히 흡인하는 소리가 나도록 시행한다.

● 너무 빠르게 반복적으로 시행하면 어지러울 수 있으니 충분히 쉬어가며 시행한다.

운동 8 오직 볼근육에만 힘을 주어 **20mL** 주사기의 공기를 흡입한다. 음압을 주어 흡입하는 동작을 시행한다. 이 동작들은 동일한 힘을 유지하는 등장성 운동과 자세를 유지하여 근육의 길이를 유지한 등척성 운동으로 시행해야 한다. **10초** 동안 시행을 **1세트**로 하여 충분한 쉼을 주고 **10세트** 반복

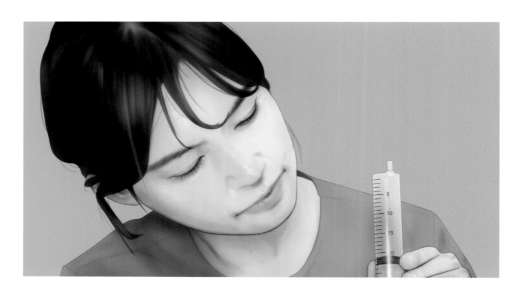

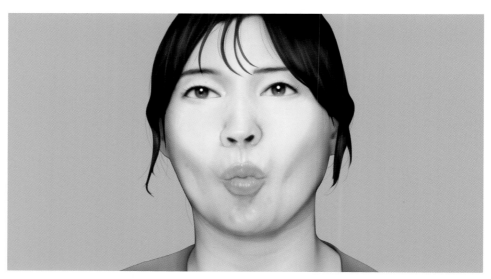

● 이 흡인 운동 또한 너무 빠르게 반복적으로 시행하면 어지러울 수 있으니 충분히 쉬어가며 시행한다.

운동 9 20mL 주사기의 공기를 흡입한다. 충분한 쉼을 주고 **10회 반복**

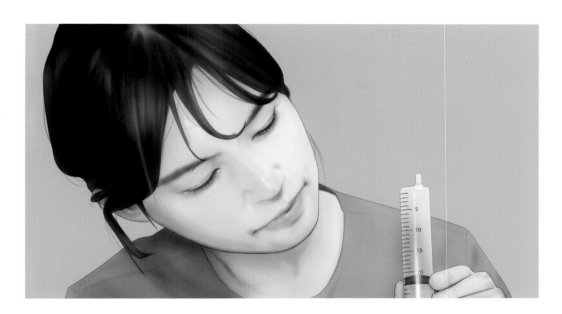

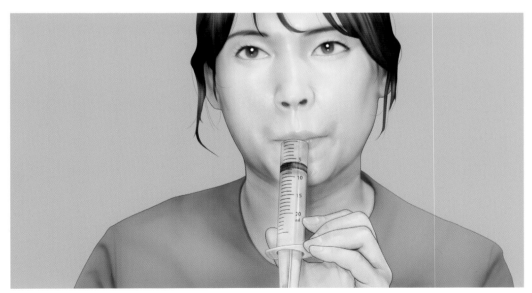

● 운동 8 처럼 볼 근육만을 이용하여 흡인하지 않아도 된다.

운동 10 손가락을 좌측 구강 안으로 집어 넣어 볼근육을 바깥쪽으로 잡아당긴다. 이 힘을 버티며 볼근육을 최대한 수축한다. 10초를 1세트로 하여 10세트 반복

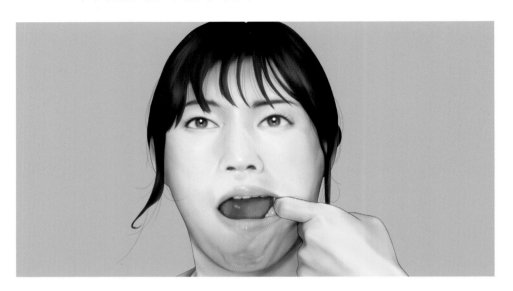

- 손가락을 우측 구강 안으로 집어 넣어 볼근육을 바깥쪽으로 잡아당긴다. 이 힘을 버티며 볼근육을 최대한 수축한다. 10초를 1세트로 하여 10세트 반복

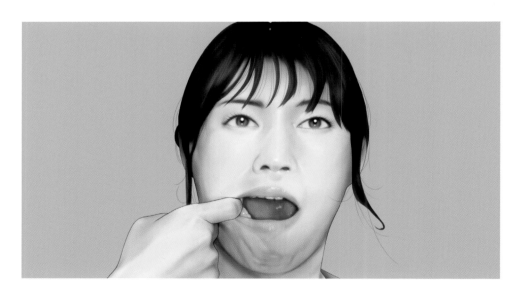

- 이 운동은 단순히 손으로 볼을 바깥으로 잡아당기는 것이 아니라 당기는 힘을 볼근육으로 버티는 동작에 중점을 두고 시행한다.

입꼬리를 5초씩 번갈아 가며 최대한 들어올린다. 입꼬리올림근의 길이를 유지한 등척성 운동이며 서서히 번갈아 양측 입꼬리를 10회 올리는 반복을 통해서 동일한 힘을 유지하는 등장성 운동으로 시행한다. 양측을 5초씩 10회 반복을 1세트로 하여 총 3세트 시행

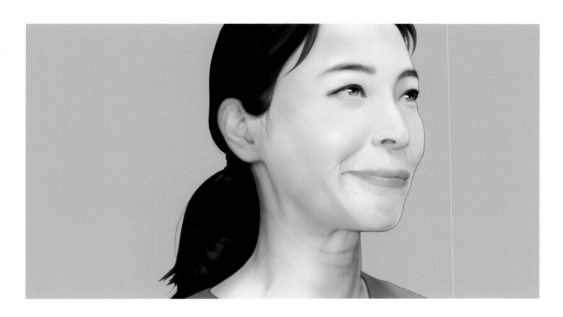

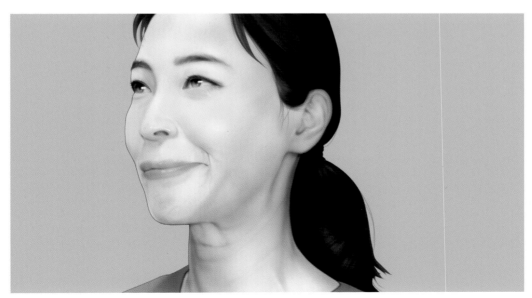

운동 11 처럼 양측 입꼬리를 반복적으로 올리되 동시에 아래턱을 최대한 바깥쪽으로 움직이는 동작이 더해진다.

양측을 5초씩 10회 반복을 1세트로 하여 총 3세트 시행

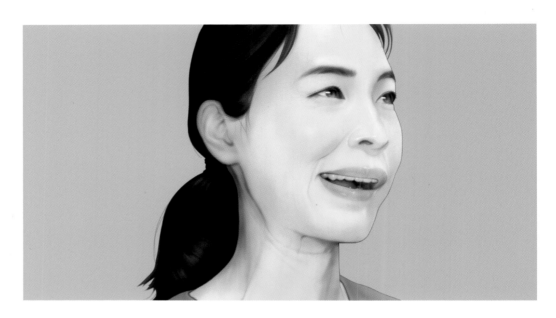

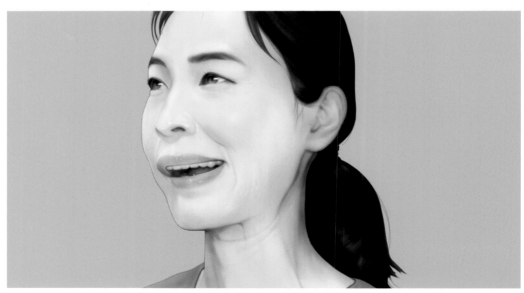

가능한 빨리 입을 크게 열었다 닫기를 반복한다. 다만 입을 닫을 시 입술이 확실이 닿는지 주의하며 시행한다. 5회 반복을 1세트로 하여 총 10세트 시행

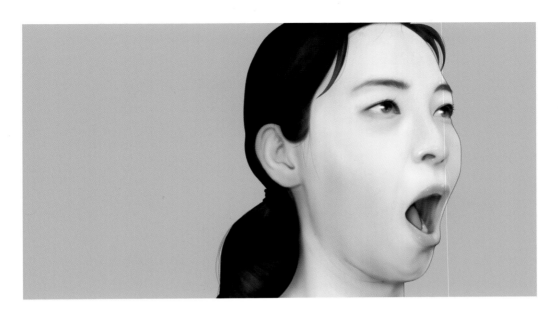

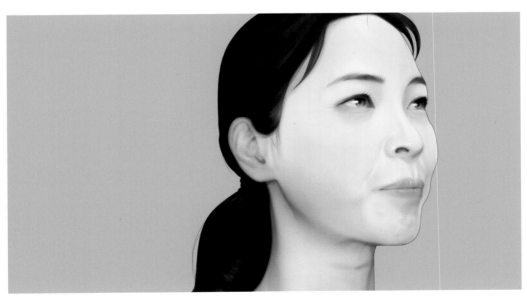

● 치아가 아닌 입술이 닫히는 데 집중한다.

운동 14 1. "마"라는 음절을 빠르고 반복적으로 말한다. 또한 "라"와 "칼라"라는 음절도 같은 방법으로 시행한다.

2. "아–에–이–오–우"를 가능한 큰 소리로 노래한다.

10회 반복을 **1세트**로 하여 총 **10세트** 시행

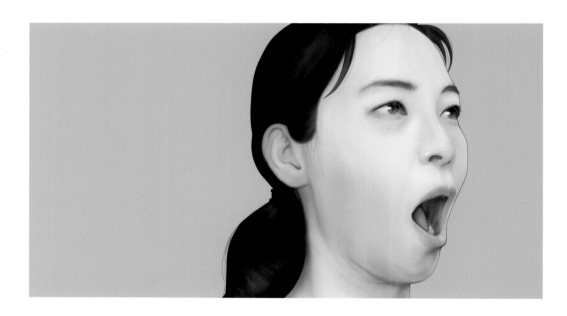

구악계 재활운동치료

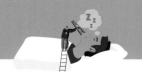

구악계(口顎系, stomato-gnathic system)란 구강과 턱을 전체적으로 부르는 명칭으로 빨기(suction), 숨쉬기와 말하기(breathing and speech), 삼키기와 씹기(swallowing and chewing)을 담당하는 기관으로 한정할 수 있다. 상기도 재활운동치료는 이 구강과 턱의 건강과 기능 강화에 집중하는 치료이다.

이 구악계는 얼굴을 구성하는 구조물들을 일컫는데 상악(위턱), 하악(아래턱), 치아(이빨), 치열궁(이틀활), 악관절(턱관절)과 모든 관련된 연부조직을 통칭한다. 이들이 담당하는 기능을 다시 정리하면 아래와 같다.

- 호흡(Respiration)
- 삼키기(Deglutition : Swallowing)
- 말하기(Speech)
- 냄새 맡기(Olfaction : Smelling)
- 씹기(Mastication)
- 머리 자세 유지(Maintenance of head posture)

이상적으로 평상시 혀는 [en]을 발음할 때처럼 혀끝은 스팟에 위치하면서 전체적으로 입천장(구개)에 모두 닿아 있어야 한다. 그래서 연구개(입천장 조직)는 치아와 접촉하지 않은 채로 혀와 닿거나 약간 상승해 있어야만 한다.

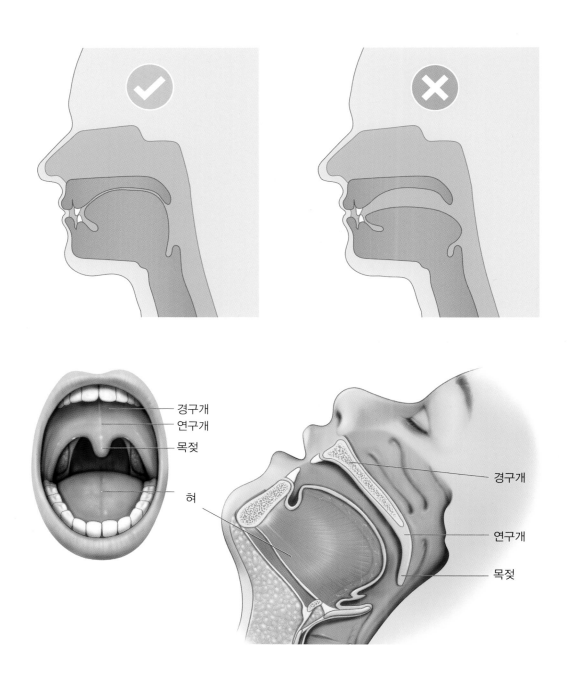

경구개
연구개
목젖

혀

경구개

연구개

목젖

이를 '입천장 혀 자세' (palatal tongue posture)라고 하며 기도의 판막 역할을 수행하여 코 호흡을 향상시키고 코와 입천장의 기저부를 구성한다.

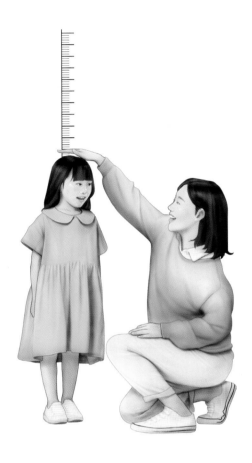

특히 야간에는 이러한 혀의 자세가 성장호르몬 분비을 자극할 수 있다고 알려져 있다.

만약, 이러한 평상시 혀의 자세를 얻지 못하면 어떤 일이 벌어지게 될까? 이는 필연적으로 구악계(口顎系, stomato-gnathic system)의 문제를 발생시킨다. 이러한 문제들을 우리는 '구강안면 근기능 장애'(Orofacial Myofunctional Disorders)라고 부른다.

구강안면 근기능 장애

'구강안면 근기능 장애'는 구악계 구조나 기능이 무너져 있는 상태를 의미한다.

농업이 발달한 이후로 인류의 두개골과 상기도의 골격의 크기는 두드러지게 감소해 왔다. 섭취물의 다양성이 줄고 음식이 부드러워진 것이 이러한 변화를 가져왔다고 보고 있다. 특히, 이러한 음식들은 저작(씹기)과정이 줄면서 결과적으로 얼굴 쪽 뼈 발달에 충분한 자극을 주지 못했을 것으로 이해하고 있다.

게다가, 일부의 인구는 설소대(tongue-tie, frenulum of tongue)가 발생하여 혀와 입술,

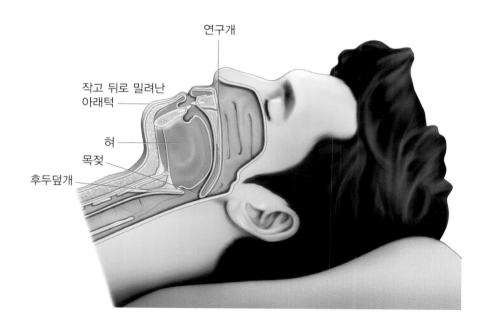

뺨 등의 움직임을 제한하여 결과적으로 뼈 성장에 부정적인 영향을 미친다. 특히 제한된 혀의 움직임은 위턱(상악) 저성장 및 연구개(부드러운 입천장) 연장과 관련이 있다. 이러한 구조물들이 아래로 처짐으로써 기도를 막게 된다.

이러한 모든 요인은 상기도 유지에 부정적인 영향을 미친다. 즉, 코호흡이 어려워진다. 따라서 우리는 다른 방식인 입으로 공기를 호흡하는 전략을 사용해야 하는 상황에 놓여지게 된다.

혀를 평상시 입천장에 위치하게 할 수 없으면 혀는 입바닥으로 내려 앉아 입바닥을 앞으로 밀어내게 된다. 이 위치는 입천장 간격을 좁히고 얼굴을 앞쪽으로 기울게 만든다. 근 기능적 측면에서 얼굴 성장은 위아래로 증가하는 자극을 받게 된다.

이러한 '구강 안면 기능장애'의 원인은 정확히 알려져 있지는 않다. 다만 **MTHFR** 유전자, 알레르기 항원, 식품 민감성, 환경 독소, 악화된 공기의 질, 모유 수유 부족, 병 수유 증가, 컵 사용 증가 등이 관련이 있을 수 있다고 제시되어 있다.

아데노이드형 얼굴

소아 수면무호흡이 있는 경우 호흡에만 영향을 미치는 것이 아니라, 얼굴 골격의 발달에도 큰 영향을 미치는 것이 밝혀져 있다. 실제로 아이들의 구강안면 골격은 단순히 크기만 성장하는 것이 아니라 다른 기타 연조직 구조물도 호흡을 통해 상호작용하며 점점 발달해 간다. 특히 코로 충분히 호흡을 잘하고 환기가 충분히 이루어지면 공기로 차있는 얼굴 앞쪽의 부비강들이 상하좌우로 확장을 하고 발달을 할 수 있다.

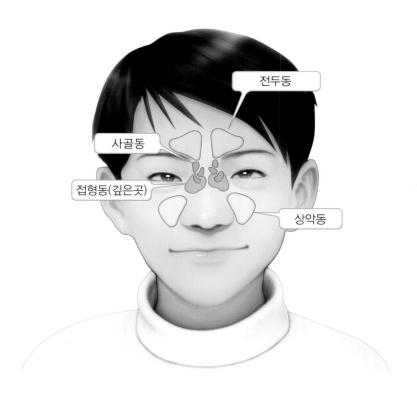

전두동

사골동

접형동(깊은곳)

상악동

그런데 이렇게 아데노이드나 편도의 비대로 코호흡이 잘 이루어지지 않으면, 부비강의 공기의 환기가 잘 일어나지 않으며 확장과 발달이 저하되는 결과가 발생한다. 그래서 얼굴골격이 옆으로 자라지 않고 상하로만 자라면서 폭이 좁고 긴 얼굴의 형태를 갖게 된다. 이러한 좌우발달 저하는 입천장에도 영향을 미쳐 편평하지 않은 좁고 높은 역V자 모양의 입천장 아치를 가지게 한다. 이는 또한 치아가 발달하고 성장할 공간이 부족하게 한다. 그래서 과밀하거나 비뚤어진 치아가 발생하는 결과를 초래한다. 좌우로 발달하지 못한 입천장은 앞뒤로 길어지며 상악은 앞으로 나오고 코와 입술 사이의 팔자주름이 소실된다. 전체적으로는 코호흡이 힘들어 항상 입을 벌리고 있는 경향이 있다. 또한 코가 얼굴면적에 비해 작아보이며 한쪽 코로만 호흡하는 경우에는 안면 비대칭마저 발생하며 아래턱 발달이 저하되는 양상을 보이게 된다.

바로 이러한 형태의 얼굴을 아데노이드형 얼굴이라고 하며 이는 구강안면 근기능 장애와 불가분의 관계를 가진다. 이러한 성장이 2세 때 까지 가장 영향을 미친다. 그러므로 변형이 발생하기 전에 조기에 적극적인 치료를 하는 것이 강력히 요구된다.

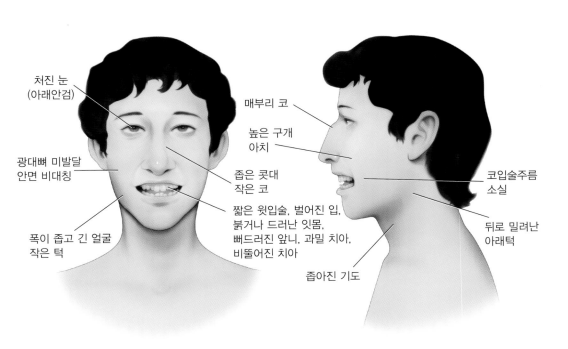

- 처진 아래안검
- 작은 코
- 높은 구개아치
- 짧은 윗입술
- 붉게 드러난 잇몸
- 과밀치아
- 작은 턱

- 좁은 콧대
- 폭이 좁고 긴 얼굴
- 코입술주름 소실
- 벌어진 입
- 뻐드러진 앞니
- 안면비대칭

구강안면 근기능 장애의 증상과 징후

구강안면 근기능 장애의 시작은 미약할 수 있지만 발견되지 않은 채 구체적인 질병으로 이어질 수 있다. 이와 관련된 건강 문제는 아래와 같다.

- 턱관절 기능 장애(**Temporomandibular dysfunction**))
- 폐쇄성 수면 무호흡증(**Obstructive Sleep Apnea**)
- 상기도 저항 증후군(**UARS**: Upper Airway Resistance Syndrome)
- 구강 교정 장치의 부정적 변형(**Orthodontic relapse**)

상기도 근기능 장애가 있는지를 시사하는 몇 가지 징후와 증상이 있다. 임상 적으로 이와 같은 것들을 관찰할 수 있다.

- 편도 또는 아데노이드의 염증
- 씹기(저작) 장애
- 수면 장애

- 천막형 입술(**Tented lip**) : 삼각형으로 변형된 윗입술)

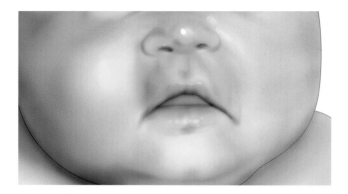

- 입(구강) 호흡
- 타액 감소 (치주 질환 증가)
- 이갈이 또는 이악물기

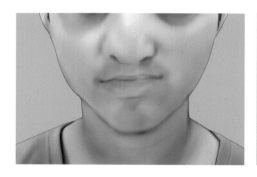 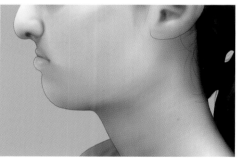

- 상악 부전(**Maxillary insufficiency**): 얼굴의 중간 부분이 뒤로 함몰되어 보임

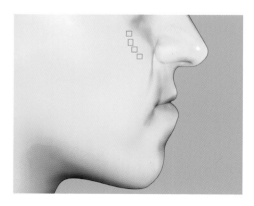

- 납작한 광대뼈
- 코중격 만곡증

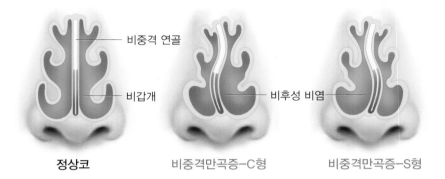

비중격 연골

비갑개

비후성 비염

정상코

비중격만곡증—C형

비중격만곡증—S형

- 다크서클(눈 아래의 정맥 울혈)

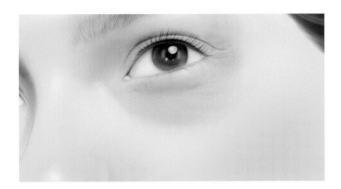

- 매부리코

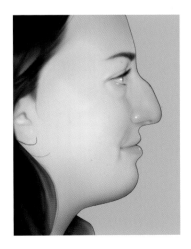

- 이완되고 부푼 입술
- 좁은 입천장
- 혀 가리비(치흔설: 혀의 측면에 치아 자국이 남아 움푹 패임)

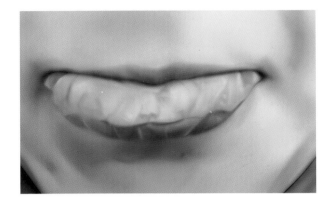

- 삼킴(연하) 장애
- 유스타키오관 기능 장애
- 잇몸이 많이 보이는 미소(Gummy smile)

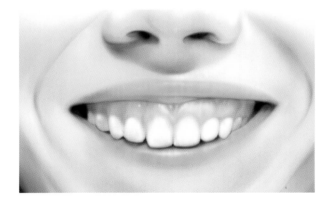

씹기(저작) 기능과 장애

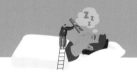

씹기는 단순히 음식을 분쇄하는 것뿐만 아니라 여러 기능을 수행한다. 적절한 씹기는 소화를 촉진하고 내이와 외이의 압력을 유지하며 안면의 뼈 성장에 도움을 준다.

놀랍게도 씹기는 주의력과 인지기능을 향상시킬 수 있다. 게다가 씹기(저작)로 인한 신경전달물질들은 예기치 못한 질식에 대한 안전 역학을 한다고도 알려져 있다.

이상적으로 씹기는 뒤 쪽에 위치한 일명 어금니를 이용해 좌우로 번갈아 가며 씹게 된다. 하지만 어느 한쪽으로 씹는 것을 선호하는 것은 정상이다. 한 입 머금은 음식은 30~40 번 씹으면 소화를 개선한다고 알려져 있다. 다양한 유형과 질감의 음식을 경험하면 저작 기능이 향상 될 수 있다.

씹기 기능이 떨어질 때 이를 보상하는 방법

- 지나치게 한쪽으로만 씹기
- 앞니로만 씹기
- 씹는 양의 감소
- 입 벌리기(입술 부딪힘)
- 과도한 혀 사용

적절한 씹기 양상을 회복하는 가장 좋은 방법은 고무튜브를 양측으로 씹는 훈련이다.

삼킴(연하) 기능과 장애

삼킴(연하)은 매우 복잡한 작업으로 4단계로 나뉜다.

1. 구강 준비 : 음식을 먹고 씹어 타액과 섞어 삼키기 쉬운 부드러운 음식 덩어리로 만드는 행위
2. 구강 : 음식 덩어리를 조절하고 입 뒤쪽으로 운반
3. 인두 : 정확한 시간 즉, 1초 이내에 삼키기 반사를 시작
4. 식도 : 음식이 식도로 들어감

하루 종일 삼킴을 시행하는 횟수는 엄청나다. 사람들은 보통 한 번 삼킬 때마다 55g / cm로 하루에 500~1000 번 삼킨다. 이는 하루 2 톤의 압력을 만들어 내는 것이다. 이렇게 삼킴은 시행 횟수가 많으므로 삼키는 자세가 정교하게 잘 들어 맞아야 한다.

이상적인 삼킴은 가볍게 치아와 접촉되며 혀는 입천장에 위치하는 것이다. 안면 또는 목 근육은 활동이 최소화되거나 전혀 없는 것이 좋다. 이렇게 혀의 자세를 유지할 수 없게 되면 음식을 뒤로 보내기 위해서는 혀로 음식을 억지로 떠밀어 넣게 되는 보상적 방법을 사용할 수 밖에 없게 된다.

입과 턱 주변(구악계) 근육 재활 운동

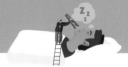

코골이 무호흡 근치 운동법

3탄 입과 턱근육 강화

3부 QR코드

1. 흡입

1-1 얇은 빨대를 통해 요구르트를 흡입한다.

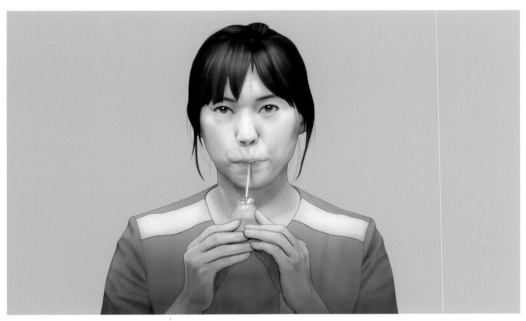

▲ 요구르트를 여러 개 준비하여 뒤에 나오는 3. 삼키기와 씹기 운동 중간에 목이 마를 때 이 운동을 시행하는 것이 좋다.

2. 숨쉬기와 말하기

2-1 앉아서 코로 2~3초간 들숨을 쉰 뒤 입으로 [a]소리를 내며 5~10초간 날숨을 쉰다.

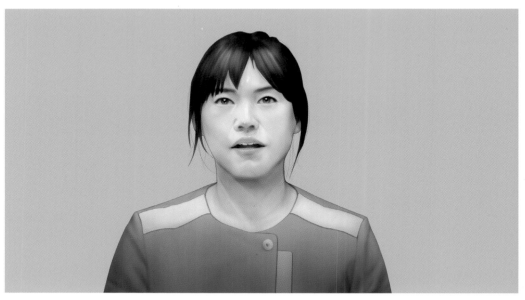

▲ 앞 모습

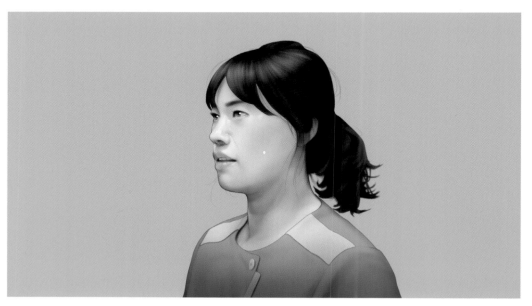

▲ 옆 모습

2-2 코로 지속적인 들숨을 쉬며 입으로 불어서 풍선을 부풀린다.

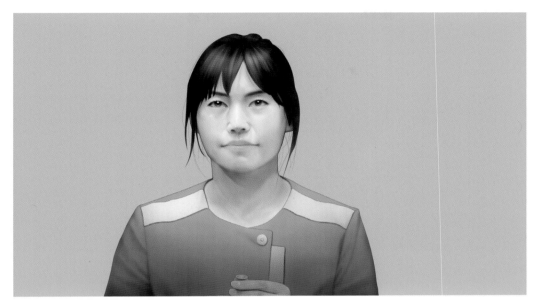

▲ 들숨을 쉬는 장면

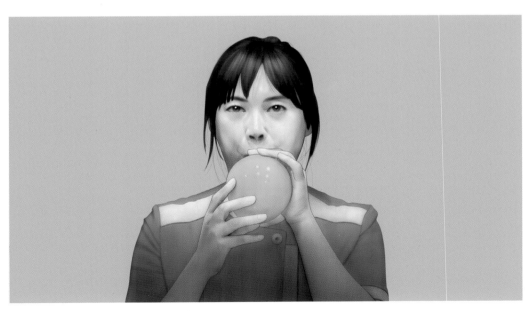

▲ 날숨으로 풍선을 부풀리는 장면

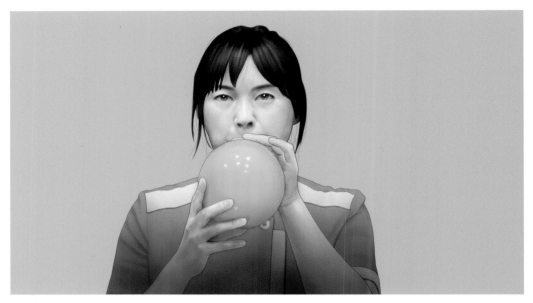

▲ 풍선의 입구를 손으로 잡고 들숨을 쉬는 장면

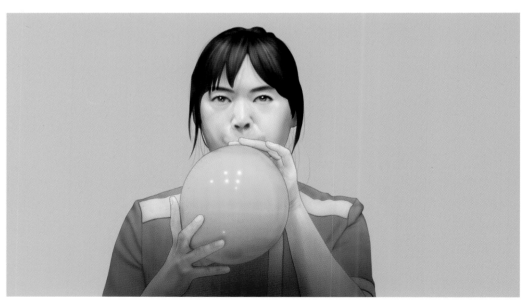

▲ 다시 날숨으로 풍선을 부풀리는 장면

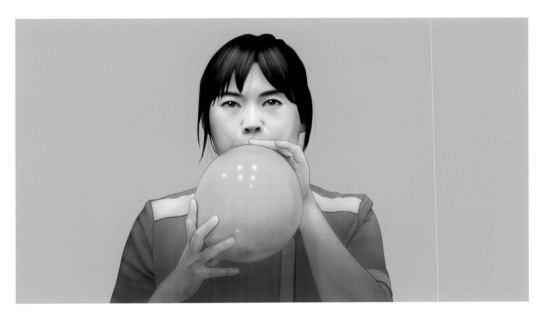

▲ 다시 풍선의 입구를 손으로 잡고 들숨을 쉬는 장면

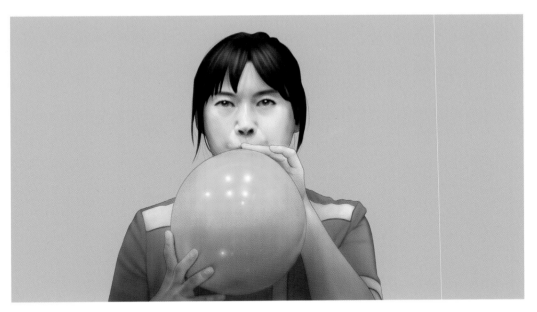

▲ 마지막으로 숨을 내쉬며 풍선을 부풀리는 장면

● 들숨과 날숨을 교대로 3회 정도 풍선을 부풀린 후 쉰다. 중간중간에 충분히 쉬는 시간을 가지
  며 이를 5회 반복한다.

3. 삼키기와 씹기

3-1 음식(또는 검)을 양측으로 번갈아 씹는다.

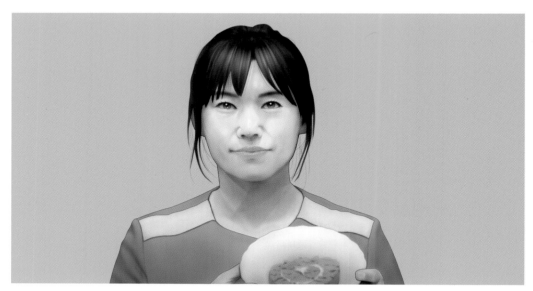

▲ 처음에는 부드러운 롤 케이크 등으로 준비하여 시작한다. 익숙해지면 약간 단단한 빵, 이어서 쫀득한 쵸코바에 이르기까지 음식의 경도를 증가시켜 가며 시행한다.

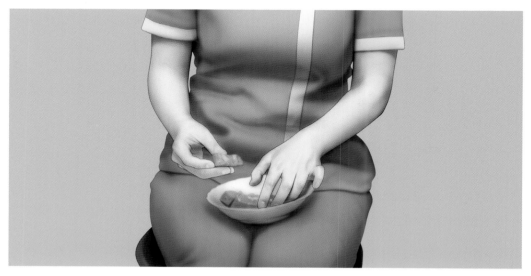

▲ 롤 케이크의 일부를 떼어 입안에 넣는다.

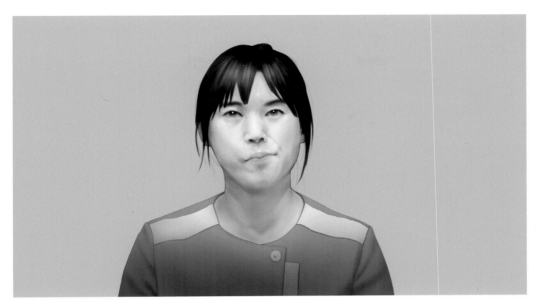

▲ 음식 양측으로 번갈아 씹는다.

3-2 혀는 입천장, 치아는 닫힌 채, 입주변 근육의 수축 없이 음식을 삼킨다.

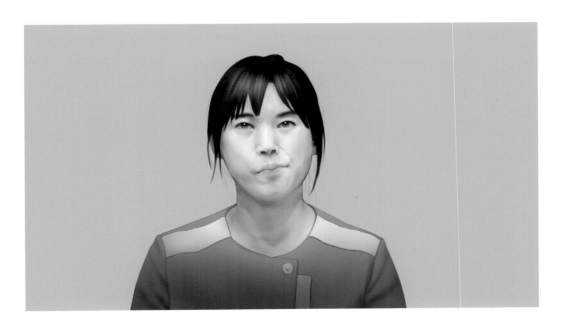

- 먼저 음식을 **3-1** 처럼 양측으로 번갈아 씹은 후 **3-2** 동작을 이어서 시행하면 좋다.

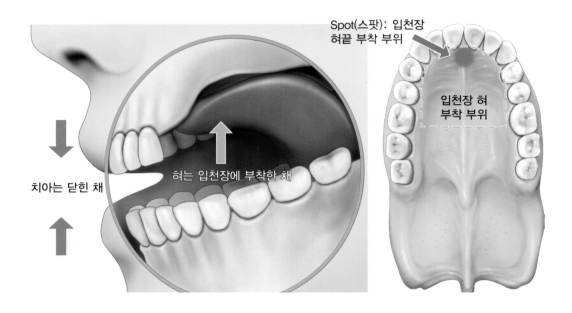

Spot(스팟): 입천장
혀끝 부착 부위

입천장 혀
부착 부위

치아는 닫힌 채

혀는 입천장에 부착한 채

- 단순히 음식을 삼키는 동작이 아닌 위 그림의 조건이 된 상태에서 시행 해야 한다.

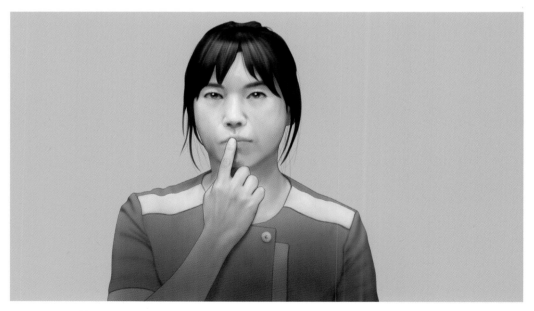

▲ **3-1**의 양측 번갈이 씹기가 끝나면 준비가 되었음을 손으로 표시하며 잠시 멈춘다

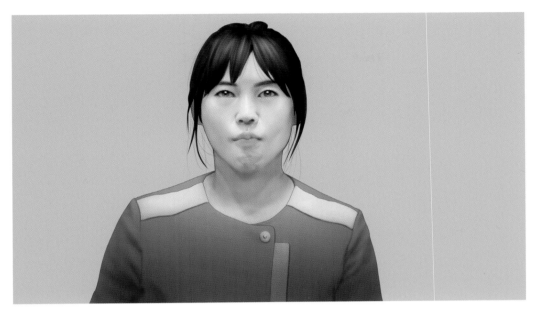

▲ 혀는 입천장, 치아는 닫힌 것을 확인한 다음, 입주변 근육의 수축 없이 음식을 삼킨다.

3-3 혀끝을 앞니 사이에 물고 음식을 삼킨다.

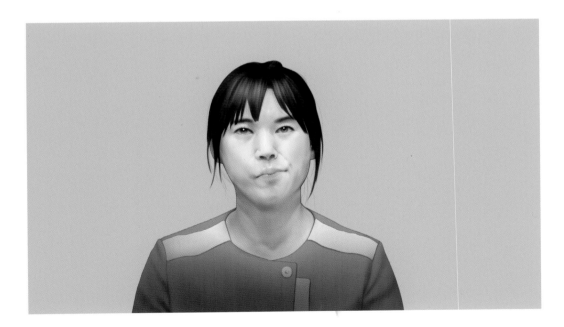

● 먼저 음식을 **3-1** 처럼 양측으로 번갈아 씹은 후 **3-3** 동작을 이어서 시행하면 좋다.

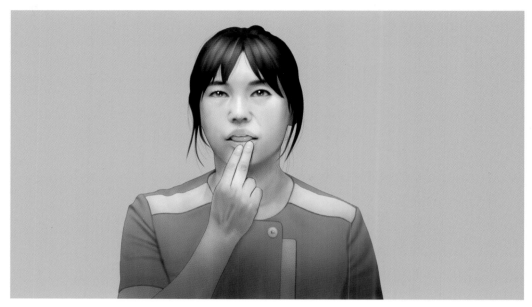

▲ 단순히 음식을 삼키는 동작이 아닌 혀끝을 앞니 사이에 물고 준비가 되면 잠시 멈추고 손가락 2개를 입에 가리켜 준비가 되었음을 표시한다.

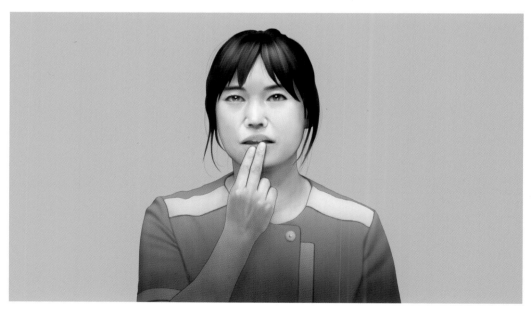

▲ 혀끝을 앞니 사이에 물고 음식을 삼키는 동작을 시행한다.

● 3–1운동에 이어 3–2와 3–3 운동을 각각 5회씩 시행한다.

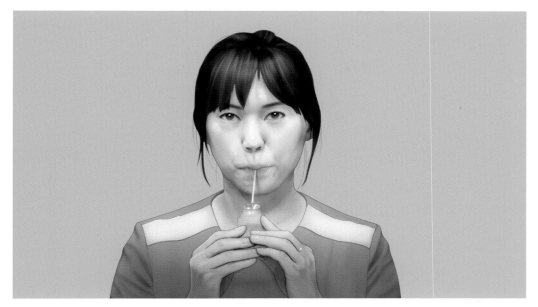

▲ 3–1 삼키기와 씹기 운동 중간에 목이 마를 때 1–1 운동을 시행하는 것이 좋다.

  (중간에 물을 너무 많이 마셔 운동 중에 배가 부르지 않도록 주의한다.)

● 가능하면 구악계 운동 전체를 주 5회 이상 시행한다.

참고 문헌

- 폐쇄성수면무호흡증후군 선별을 위한 소아용 수면설문지(Pediatric sleep questionnaires for screening of obstructive sleep apnea syndrome) 강은경 2019 대한천식알레르기학회(Allergy asthma & respiratory disease).

- Am J Respir Crit Care Med. 2002 Jul 15;166(2):159-65. Increased incidence of cardiovascular disease in middle-aged men with obstructive sleep apnea: a 7-year follow-up Yüksel Peker et al.

- Anatomy and Pathophysiology of Upper Airway Obstructive Sleep Apnoea: Review of the Current Hyung Chae Yang, MD, PhD , Sang Chul Lim, MD, PhD Department of Otolaryngology-Head and Neck Surgery, Chonnam National University Medical School, Chonnam National University Hospital, Gwangju, Korea.

- Auris Nasus Larynx. 2020 Jun;47(3):450-457. Epub 2019 Nov 14. The clinical characteristics of patients with an isolate epiglottic collapse Chung Man Sung , Hong Chan Kim, Hyung Chae Yang.

- Chest. 2005 Jun;127(6):2076-84. Long-term effects of nasal continuous positive airway pressure therapy on cardiovascular outcomes in sleep apnea syndrome Liam S Doherty et al.

- Clin Otolaryngol. 2018 Apr;43(2):584-590. Evolution of soft palate surgery techniques for obstructive sleep apnea patients: A comparative study for single-level palatal surgeries, Mohamed SR et al.

- D. Andrew Wellman, PhD., M.D. Divion of Sleep Medicine, Havard Medical School (2021년 sleep2021 conference 중).

- J Thorac Dis. 2018 Jun; 10(Suppl 17): S2029 - S2031.Reperfusion injury to ischemic medullary brain nuclei after stopping continuous positive airway pressure-induced CO2-reduced vasoconstriction in sleep apnea. J. Howard Jaster.

- Meta-Analysis Sleep Med Rev. 2014 Aug;18(4):349-56. Epub 2013 Dec 24. Attention deficit hyperactivity disorder and sleep disordered breathing in pediatric populations: a meta-analysis.

- N Engl J Med. 1999 Mar 18;340(11):847-51. The association between sleep apnea and the risk of traffic accidents. Cooperative Group Burgos-Santander J Terán-Santos.

- Observational Study Medicine (Baltimore) 2017 Oct;96(42):e8281. Factors related to pediatric obstructive sleep apnea-hypopnea syndrome in children with attention deficit hyperactivity disorder in different age groups Jiali Wu.

- Observational Study Medicine (Baltimore). 2017 Oct;96(42):e8281. Factors related to pediatric obstructive sleep apnea-hypopnea syndrome in children with attention deficit hyperactivity disorder in different age groups.

- Proc Am Thorac Soc. 2008 Feb 15;5(2):207-17. bstructive sleep apnea and metabolic syndrome: alterations in glucose metabolism and inflammation Esra Tasali.

- Review Ann Clin Psychiatry. 2011 Aug;23(3):213-24. Is obstructive sleep apnea associated with ADHD?.

- Sleep Med . 2007 Jan;8(1):18-30. Attention-deficit/hyperactivity disorder with obstructive sleep apnea: a treatment outcome study.

- Sleep Med . 2007 Jan;8(1):18-30. Epub 2006 Dec 6. Attention-deficit/hyperactivity disorder with obstructive sleep apnea: a treatment outcome study Yu-Shu Huang.

- Sleep Med Clin. 2016 Sep;11(3):343-52. Epub 2016 Jun 17.Mandibular Advancement Splints Ahmad A Bamagoos et al.

- Sleep. 2009 Jan;32(1):27-36. Effects and side-effects of surgery for snoring and obstructive sleep apnea-a systematic review, Karl A Franklin et al.

- Sleep. 2016 Jun 1;39(6):1225-32. Biomarkers of Alzheimer Disease in Children with Obstructive Sleep Apnea: Effect of Adenotonsillectomy.